CB068482

A DIETA JAPONESA

Dra. Yoko I. Takahashi
& Bruce Cassiday

A DIETA JAPONESA

Receitas típicas da culinária do Japão para um método saudável de emagrecimento

Tradução de
A. B. PINHEIRO DE LEMOS

3ª EDIÇÃO

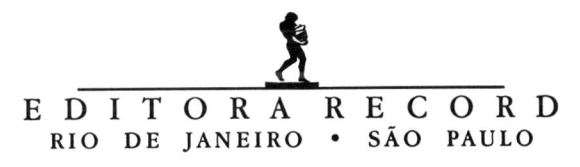

EDITORA RECORD
RIO DE JANEIRO • SÃO PAULO
2004

CIP-Brasil. Catalogação-na-fonte
SINDICATO NACIONAL DOS EDITORES DE LIVROS, RJ

T142d
3ª ed.

Takahashi, Yoko I.
A dieta japonesa: receitas típicas da culinária do Japão para um método saudável de emagrecimento / Yoko I. Takahashi e Bruce Cassiday; tradução de A. B. Pinheiro de Lemos. – 3ª ed. – Rio de Janeiro: Record, 2004.
176p. :

Tradução de: The Tokio diet
ISBN 85-01-02755-3

1. Dietas de emagrecimento – Receitas. 2. Culinária japonesa. I. Cassiday, Bruce. II. Título.

CDD – 641.5635
CDU – 641.561

04-2575

Título original norte-americano
THE TOKIO DIET

Copyright © 1985 by Bill Adler

Ilustrações: Sérgio Campante
Projeto de miolo: Sérgio Campante
Composição: DFL

Todos os direitos reservados. Proibida a reprodução, no todo ou em parte, através de quaisquer meios.

Direitos exclusivos de publicação em língua portuguesa para o Brasil adquiridos pela
DISTRIBUIDORA RECORD DE SERVIÇOS DE IMPRENSA S.A.
Rua Argentina 171 – Rio de Janeiro, RJ – 20921-380 – Tel.: 2585-2000

Impresso no Brasil

ISBN 85-01-02755-3

PEDIDOS PELO REEMBOLSO POSTAL
Caixa postal 23.052 – Rio de Janeiro, RJ – 20922-970

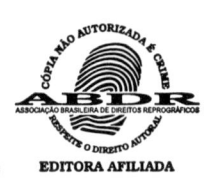

Sumário

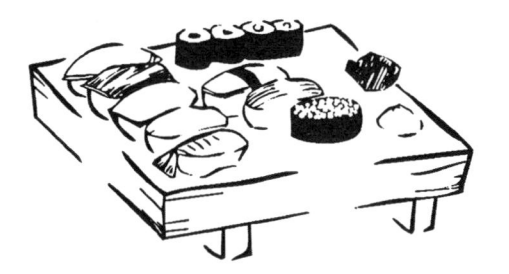

PARTE UM: A Dieta Japonesa 7
   1. Os Cinco Fundamentais 7
   2. Orientações Dietéticas dos Estados Unidos 13
   3. A Arte de Comer Menos 23

PARTE DOIS: Alimentos Leves Mágicos 35
   4. Arroz: O Alimento Honrado 35
   5. Vegetais: Inspiração de Buda 43
   6. Os Elementos Essenciais da Cozinha Japonesa 55
   7. Frutos do Mar: O Alimento Perfeito 60
   8. *Sushi* e *Sashimi*: A Comida Crua 68

PARTE TRÊS: *Sayonara* à Gordura! 75
   9. A Cozinha Que Limita o Peso 75
   10. Receitas de Manutenção do Peso 91
   11. Coma Bem e Permaneça Esbelto ao Estilo Japonês ... 128
   12. Perca até Sete Quilos em um Mês 138

Glossário 167

Parte Um

A Dieta Japonesa

CAPÍTULO 1

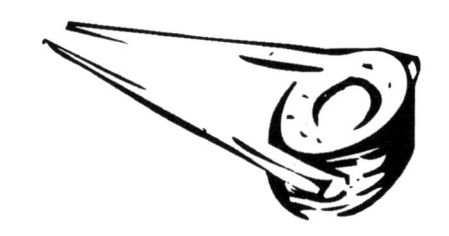

Os Cinco Fundamentais

Seguindo a sua filosofia de vida — viver em harmonia com a natureza —, o povo japonês criou um método integrado de controlar o peso através da dieta. Os elementos básicos desse regime alimentar servem de base para *A dieta japonesa*, com ênfase particular em cinco princípios:

- O que comer
- Como preparar
- Como servir
- Como comer
- O que não comer

O que comer — o estilo japonês
Vivendo no ambiente limitado de uma ilha, os japoneses foram obrigados a improvisar um método de sobrevivência pelo cultivo de alimentos vitais em pequenas plantações ou pela captura de alimentos vivos dos mares ao redor. Assim, as fontes primárias de alimentação no Japão vêm do que a natureza pode oferecer:

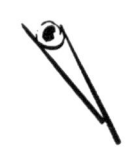

- peixe
- crustáceo
- alga marinha
- aves
- legumes
- favas
- frutas
- arroz

Incluindo o chá, a bebida nacional, praticamente todos os alimentos comidos no Japão são produzidos no país, pelo menos até recentemente. Os japoneses comem hoje muita carne de boi, mas a dieta tradicional japonesa tinha pouca carne de boi e pouca ave.

Deve ser óbvio para qualquer pessoa que faz dieta que comer apenas peixe, crustáceos, alga marinha, aves, legumes, favas, frutas e arroz vai desestimular o ganho de peso em excesso — e é justamente o que acontece.

O fator essencial na dieta tradicional japonesa é a restrição — pelo ambiente e disponibilidade dos alimentos — aos comestíveis que engordam. Observe-se que vários alimentos comuns na dieta de um ocidental estão ausentes da dieta mencionada acima:

- pão
- laticínios, inclusive queijo
- alimentos cozidos

Como preparar — o estilo japonês

O método japonês de preparação da comida é igual em importância à restrição natural aos alimentos que engordam. Pelo princípio de harmonia com a natureza, a cozinha japonesa procura selecionar apenas os alimentos de época, preparando-os para o consumo com o mínimo possível de alteração.

O sistema japonês é não cozinhar demais. Se cabe alguma definição, o método é servir o alimento *al dente* — crocante, saboroso e quase cru. A teoria é a de que cozinhar demais destrói não apenas a estrutura do produto natural, mas também ferve até evaporar os sumos e nutrientes que são essenciais ao sabor e benéficos à saúde.

Há outro fator de grande importância do ponto de vista do controle de peso. O cozinheiro japonês não gosta de cozinhar carnes que tenham muita gordura. Efetua todas as tentativas de aparar a gordura da carne antes de levá-la ao fogo.

Há um terceiro ponto que deve ser ressaltado: a porção média de um prato numa refeição japonesa é apenas a metade de uma porção ocidental. Esse hábito de reduzir é mais uma expressão da determinação japonesa de preservar a harmonia entre o ambiente e a população. Se o ambiente fosse explorado em excesso, com plantação demais, caça demais, pesca demais, não haveria alimentos em quantidade suficiente depois. Servir porções pequenas faz com que pouco alimento dure muito, preservando não apenas a terra e a população, mas também a paz e a harmonia entre as duas.

Esse é um conceito muito moderno para pessoas civilizadas em outras terras, mas há séculos que está incorporado à filosofia de vida dos japoneses.

Quanto aos *meios* de preparo da comida, os métodos japoneses tradicionais favorecem a preservação do sabor e a prevenção da perda de nutrientes. Os japoneses preferem:

- Cozinhar os legumes no vapor.
- Frigir mexendo numa caçarola.
- Grelhar alimentos salpicados num espeto ou grelha.
- Cozinhar legumes e carnes de tal maneira que os sumos naturais sejam preservados.
- Fritar os alimentos apenas de leve, usando gorduras ou óleos não-saturados.

Todos esses métodos de cozinhar favorecem o controle do peso, porque nunca dependem de molhos.

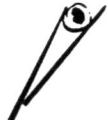

Como servir — o estilo japonês

Assim como é preparado, o alimento também é servido tão próximo quanto possível do estado natural. Em outras palavras, vagens são servidas frescas e verdes, atraindo tanto o paladar quanto a visão. O peixe de água salgada pode ser servido sem cozinhar, em determinados pratos. Os legumes podem ser servidos crus em saladas ou cozidos apenas ligeiramente em pratos de legumes.

A cor tem muito a ver com a maneira pela qual os pratos são apresentados. Padrões geométricos, desenhos e formas de arte são tão importantes quanto a cor — tudo se faz para tornar a aparência da comida bela e harmoniosa no prato.

É evidente que uma representação artística de um círculo vermelho de tomate, um arranjo rosa de camarão, uma peça verde de alface e uma porção roxa de alga seria estragada pela aplicação intensa e indiscriminada de um molho francês por cima. Para manter os alimentos no estado natural ou próximo, a cozinha japonesa não inunda as saladas com molhos específicos nem as carnes e os legumes com molhos grossos.

Quando se usa um condimento ou molho, quase sempre é servido ao lado, num recipiente separado, para que a pessoa nele mergulhe uma porção do alimento.

É preciso ressaltar esse ponto. Os molhos das dietas ocidentais sempre engordam. Sem qualquer necessidade de disfarçar o gosto ou sua ausência no ingrediente básico que está sendo servido, a cozinha japonesa pode abster-se do uso de molhos muito condimentados. Se os molhos são colocados ao lado, tendem a ser usados com mais critério do que se forem despejados por cima do alimento.

Como comer — o estilo japonês

O ritmo de uma refeição japonesa é muito diferente do ritmo ocidental. O americano típico entra apressado numa lanchonete, pede hambúrguer e batatas fritas, devora tudo num instante, paga a conta e vai embora correndo. Até mesmo os fregueses de restaurantes de luxo estão quase sempre com pressa, fazendo sinais frenéticos para que o garçom traga o próximo prato ou a conta. Comer ao estilo americano é um exercício de desespero.

Acontece justamente o inverso com a refeição japonesa. O importante para o comensal é a harmonia com a natureza. A etiqueta desenvolvida ao longo de séculos determina que uma refeição seja comida tão devagar e cuidadosamente quanto foi preparada. Como as porções são pequenas, cada uma é comida mais lentamente do que aconteceria se fosse enorme. Como o alimento foi preparado num estado tão natural quanto possível, deve ser saboreado meticulosamente. Como o prato foi preparado com preocupação estética, a beleza deve ser desfrutada, à medida que se come devagar.

A verdade é que quanto mais tempo se leva para comer uma refeição mais satisfeito o corpo fica. O alimento engolido às pressas mal é notado ao desaparecer do prato. A comida saboreada com vagar e desfrutada durante uma conversa tranqüila e uma contemplação pacífica é muito mais intensamente apreciada. O corpo ao se encontrar num estado de repouso e serenidade, absorve a comida e extrai a energia muito mais facilmente do que quando a comida é ingerida sob tensão.

A maneira como o povo japonês come tende a controlar o peso. Não se devora de qualquer maneira e não há praticamente qualquer possibilidade de comer além da saciedade. Tende-se a ingerir apenas o necessário nas refeições em câmera lenta.

O que *não* comer — o estilo japonês

A dieta japonesa tradicional, desenvolvida ao longo de séculos de autodisciplina e harmonia com a natureza, é extraordinária tanto pelo que oferece, como pelo que omite. De um modo geral, os alimentos de que carece são justamente os que proporcionam o mais elevado consumo de calorias para os americanos.

A dieta japonesa tradicional, por exemplo, não contém pão ou alimentos cozidos de cereais. Há pequenos bolos e doces, mas nenhum é uma parte tão importante da refeição quanto o pão para os povos do resto do mundo.

Os laticínios também estão tradicionalmente ausentes da dieta japonesa. Os japoneses jamais tomam leite de vaca, e também nunca usam manteiga no pão — não têm nenhum dos dois —, tampouco incluem em sua dieta muito queijo ou produtos dele derivados.

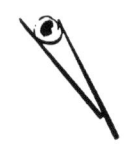

Os alimentos cozidos no forno — além do pão — nunca eram apresentados como nas dietas ocidentais. Bolos, tortas, pastelões, pudins e outras coisas simplesmente não faziam parte de sobremesas ou lanches.

Como já foi antes ressaltado, também há poucos molhos. Nunca se despejam quaisquer molhos sobre pratos de legumes ou carnes.

A lista de alimentos ausentes da dieta japonesa tradicional ressalta um fato: o que os japoneses não comiam eram os alimentos que causam os maiores problemas para outros povos, que sofrem de excesso de peso ou dos efeitos de uma vida regalada.

A dieta japonesa em transição
Pode haver hoje muito pouco tempo para a estética na alimentação — pelo menos é o que dá para imaginar, observando-se as pessoas entrarem e saírem às pressas de lanchonetes por toda parte —, mas os elementos básicos de uma dieta tradicional de controle de peso, no passado, persistem na maneira japonesa de comer e proporcionam um método comprovado pelo tempo para combater o excesso de peso e manter o corpo esguio.

A cerimônia do chá no Japão sobrevive, com seu estímulo no som borbulhante do bule. Esse costume foi desenvolvido há séculos, a fim de proporcionar uma experiência sutil, unindo a humanidade e a natureza através da serenidade, beleza e contemplação interior, enquanto se tomava o chá e se comia o alimento que o acompanhava.

Até mesmo a memória do samurai persiste, sua dedicação às artes marciais, à preservação da paz, sem criar conflitos, vivendo para permitir que os outros existissem em harmonia com a natureza.

Mas são apenas tênues recordações de um passado mais vigoroso.

Tóquio é hoje uma cidade ocidentalizada, com lanchonetes, pizzarias e comidas prontas à venda por toda parte. Mais e mais o japonês urbano prefere cereais secos, torradas e ovos para a primeira refeição, em vez do tradicional café da manhã de arroz e sopa. Pão com manteiga ou margarina aumenta de popularidade constantemente. Os laticínios ocidentais estão gradativamente complementando os alimentos básicos, que são arroz, legumes e peixe. As vendas de aves cresceram em mil por cento nos últimos vinte anos. E os hambúrgueres são agora os alimentos prediletos dos jovens.

O consumo de proteínas do japonês médio é equivalente ao do americano médio. Os japoneses consomem uma porcentagem menor de calorias e de gorduras do que os americanos, com uma dieta que é nutricionalmente mais equilibrada. Contudo, já existem agora crianças japonesas com graves problemas de excesso de peso — algo que não existia no Japão há cinqüenta anos.

Os elementos básicos da boa alimentação estão presentes na dieta japonesa tradicional. Foram compilados e são apresentados aqui neste livro sobre a dieta japonesa. Podem ser adotados por qualquer pessoa que queira praticar um controle de peso inteligente.

Por que não você?

Capítulo 2

Orientações Dietéticas dos Estados Unidos

Durante os anos subseqüentes à Segunda Guerra Mundial, os nutricionistas do governo americano tornaram-se cada vez mais preocupados com a crescente quantidade de enfartes, o aumento de doenças cardíacas e a flacidez geral do povo americano. Em fevereiro de 1980 foi lançada pelos Departamentos de Agricultura e Saúde e de Educação e Bem-Estar dos Estados Unidos uma publicação de vinte páginas intitulada *Nutrição e saúde — orientações dietéticas para os americanos*.

O estudo confirmava o que muitos nutricionistas já sabiam: que havia uma relação entre o excesso de peso e o consumo de mais calorias do que uma pessoa precisava; e que havia também uma relação entre ataques cardíacos e o consumo exagerado de alimentos com alto teor de gordura saturada, que causava acúmulos de colesterol nos vasos sangüíneos.

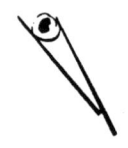

A publicação sugeria que a dieta é de grande importância para a saúde e que determinadas mudanças deveriam ser efetuadas na dieta típica, a fim de tornar os americanos mais saudáveis. Um dos pontos fundamentais do estudo era a reiteração de um axioma antigo, conhecido até dos gregos: "A moderação na alimentação é o melhor guia para manter a saúde."

Mas havia pelo menos mais cinco pontos importantes no estudo para qualquer um que tivesse conhecimento da dieta japonesa típica:

- Manter um peso ideal em todos os tempos.
- Comer alimentos variados.
- Comer alimentos com amido e fibra adequados.
- Evitar muita gordura, gordura saturada e colesterol.
- Evitar excesso de açúcar.

Vamos analisar cada um desses pontos.

Manutenção de um peso ideal

Os cientistas do governo apresentaram diversos pontos importantes para se manter o peso sob controle, isto é, num mínimo saudável. Os indicadores eram um tanto óbvios, mas é sempre necessário repetir:

- Reduza as porções servidas.
- Reduza gorduras, açúcares e álcool.
- Faça mais exercício.

O indicador mais interessante era o primeiro: "Reduza as porções servidas."

Como já foi ressaltado no Capítulo 1, a quantidade de cada porção servida numa refeição japonesa é, de um modo geral, cerca da metade da que se encontra numa refeição ocidental. O Japão é um país pequeno e a terra cultivável é limitada. Se houvesse um consumo exagerado, muitas pessoas passariam fome. Consumindo menos, todos podem levar vidas saudáveis.

Acontece justamente o oposto nos Estados Unidos. É uma terra de abundância, recursos incontáveis, enormes suprimentos de alimentos. Quanto mais se tem, mais se come.

O segundo indicador nas orientações americanas para manutenção de um peso ideal é reduzir gorduras e açúcares. Isso também pode sair diretamente de uma dieta japonesa tradicional. Sempre se prepara e come carne magra; toda a gordura é aparada no começo.

Não se usa gordura animal para cozinhar ao estilo japonês. O óleo usado é o vegetal. Esse tipo de óleo torna o alimento muito mais leve e não se solidifica mesmo depois que a comida esfria. Além disso, é mais saudável do que a gordura animal. De qualquer forma, o óleo de cozinhar só é usado com parcimônia e a maior parte da comida não é frita por um tempo prolongado.

Quanto ao açúcar, não aparece nas massas, tortas ou bolos, como acontece na sobremesa do americano típico. A sobremesa no Japão, quase sempre, é apenas um melão ou alguma outra fruta, fresca ou em conserva.

Coma alimentos variados para ter boa saúde

Os nutricionistas também recomendaram uma ampla variedade de alimentos — frutas de todos os tipos, verduras, legumes, pães, cereais, laticínios, carne de boi, peixe e aves — para tornar a dieta americana mais abrangente. A idéia era incluir todas as vitaminas e minerais necessários à boa saúde de tal maneira que esses ingredientes essenciais não viriam todos do mesmo alimento, dia após dia.

A seleção de alimentos diferentes de cada grupo — frutas, legumes, cereais e carnes — aumentaria a extensão de nutrientes e tornaria a pessoa mais saudável.

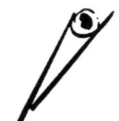

Havia quatro regras principais:

- Coma mais frutas.
- Coma mais legumes.
- Coma não apenas legumes verde-escuros, mas também os legumes com amido e os pratos de favas secas.
- Use mais produtos de cereais, especialmente de cereais integrais.

Essas quatro regras também poderiam sair diretamente da tradição japonesa. Melões e outras frutas, legumes verdes, legumes de amido e as muitas espécies diferentes de pratos derivados de soja: não apenas há uma variedade no sabor, mas também nas formas, tamanhos e cores.

E o arroz... o arroz constitui um alimento especial. É servido em todas as refeições japonesas. Na verdade, os nutricionistas oficiais pareciam estar dizendo ao povo americano para comer num estilo mais japonês!

Coma alimentos com amido e fibra

Os nutricionistas do governo também tentaram persuadir os americanos a usar mais amido e fibra em sua dieta. A teoria era de que a dieta americana típica continha muitas gorduras e doces, mas não o suficiente de bons alimentos sólidos.

As pessoas acostumadas a ingerir alimentos cheios de gordura e fáceis de mastigar estavam perdendo o gosto por alimentos mais naturais, tais como frutas, legumes e cereais integrais. Os viciados em alimentos processados e em demasiados pratos de carne estavam sendo tratados como bebês: recebiam suas calorias sob forma concentrada, mas perdiam um ingrediente essencial à saúde — a fibra.

Diversos pontos importantes foram destacados:

- Coma frutas e legumes, em vez de gorduras e doces.
- Coma batata, batata-doce, inhame, ervilhas e favas secas com mais freqüência.
- Dispense ênfase especial aos cereais de grão integral — arroz marrom, aveia e pão de trigo integral.

Há diversos motivos pelos quais os alimentos com alto teor de fibras ajudam a combater o excesso de peso:

- O fato incontestável é de que se consomem menos calorias à medida que se comem mais fibras. Os alimentos fibrosos, especialmente frutas e legumes, em geral contêm poucas calorias.
- A fibra absorve água ao percorrer o sistema digestivo. Estufando, cria volume e enche o estômago, deixando a pessoa com menos fome.
- Leva-se mais tempo a mastigar os alimentos com fibra. A mastigação desacelera o processo de comer, tornando-o mais descontraído e tranqüilizador.
- Mastigar por mais tempo o alimento faz com que a pessoa sinta que está comendo muito mais, em vez de uma porção pequena, satisfazendo a sua fome.

Apesar de todos os benefícios, a contagem de calorias cria às vezes hábitos errados para as pessoas com uma consciência de dieta. Verificando o elevado teor de calorias de alimentos de amido, como batatas, pães e cereais, as pessoas tendem a evitá-los, como "engordantes". Mas o amido não é mais "engordante" do que qualquer outro elemento alimentar. Além disso, já se constatou que o amido e a fibra são ingredientes necessários numa dieta completa.

Os japoneses incluem mais frutas e legumes em sua dieta do que os americanos. A dieta japonesa tem legumes como inhame, batata e ervilha, além de favas secas. Não se usa milho no Japão, mas se costuma comer o trigo-sarraceno sob a forma de talharim. Também se come arroz, um cereal, em todas as refeições, como já mencionado antes.

Trata-se de uma dieta que já contém grande abundância de amido e fibra!

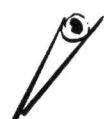

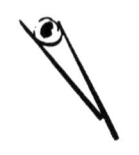

Evite muita gordura, gordura saturada e colesterol
O estudo nutricional efetuado pelo governo dos Estados Unidos constatou que o consumo imoderado de gorduras, gordura saturada e colesterol, assim como o excesso de sódio começavam a se tornar as causas principais da alta incidência de doenças cardíacas no povo americano.

Os danos insidiosos causados aos vasos sangüíneos pelo consumo de gordura saturada e colesterol constituem descoberta bastante recente. Tais alimentos não contribuíam apenas para o excesso de peso, mas também ajudavam a produzir doenças cardíacas. Descobriu-se que altos níveis de colesterol no sangue — obtidos através de determinados alimentos — levavam à arteriosclerose ou endurecimento das artérias. Essa era a causa principal de doenças cardíacas e circulatórias.

Também se descobriu que a maior parte da gordura, gordura saturada e colesterol provêm de gorduras e óleos animais, carne, aves, gema de ovo e laticínios.

Uma das diferenças mais óbvias entre a cozinha japonesa e a ocidental é a ausência, na primeira, de laticínios, como manteiga, queijo e leite. Nove indicadores importantes foram apresentados pelo relatório do governo americano, em sua análise da gordura saturada e colesterol:

- Escolha sempre hambúrgueres, assados, costeletas e bifes magros, com a gordura aparada.
- Drene toda a gordura que escorrer da carne.
- Limite a quantidade de margarina ou outras gorduras usadas no pão e legumes.
- Prefira o leite desnatado, de baixo teor de gordura, em vez de leite integral.
- Reduza a quantidade de gordura usada em receitas, acrescentada aos alimentos na hora de cozinhar e à mesa.
- Reduza a quantidade de frituras, especialmente com base em pães e massas.
- Diminua a quantidade de vísceras e gema de ovo na dieta.
- Inclua menos alimentos cremosos e sobremesas ricas nas refeições.
- Controle a quantidade de molho de salada.

Esses indicadores quase que poderiam sair do cardápio japonês tradicional. Uma técnica especialmente interessante é o hábito japonês de aparar a pele e a gordura por baixo da carne das aves, antes de cozinhar. Trata-se de uma maneira óbvia de reduzir o conteúdo de gordura e providenciar porções pequenas para se pegar com o *hashi*, o par de varetas que se utiliza para levar o alimento à boca.

Evite o excesso de açúcar

Os nutricionistas do governo americano constataram que o açúcar era um dos inimigos mais óbvios em qualquer programa de manutenção do peso. Embora os carboidratos fossem uma fonte vigorosa de energia imediata, sob a forma de calorias, o açúcar proporcionava à pessoa pouco mais que um estímulo rápido. Não tinha quaisquer benefícios nutritivos adicionais — nada de vitaminas, potássio, cálcio, proteínas, ferro e assim por diante.

O açúcar também tendia a aumentar o peso, quando o corpo não queimava quantidade suficiente de calorias. O consumo em excesso de calorias ficava armazenado no corpo sob a forma de gordura, não de músculos. Por esse motivo, o consumo de açúcar era considerado, depois do consumo de gordura, uma grande fonte de excesso de peso. Para ser prudente, uma pessoa preocupada com o controle do peso deve evitar o açúcar sempre que possível.

Os carboidratos existiam em outros alimentos além do açúcar — as frutas e os legumes, que proporcionavam muitos outros elementos nutricionais importantes, além dos carboidratos. Mesmo privando-se de açúcar, a pessoa não cortava uma fonte primária de energia rápida.

Os nutricionistas disseram que havia quatro boas maneiras de reduzir a quantidade de açúcar consumido:

- Evitar inteiramente o açúcar e reduzir todos os alimentos adoçados artificialmente.

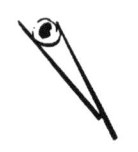

- Limitar as quantidades de açúcar, geléias, gelatinas e caldas usadas na dieta.
- Reduzir a quantidade de açúcar em receitas de pratos cozidos e sobremesas.
- Comer frutas frescas ou enlatadas em suco ou calda rala, ao invés de calda grossa com muito açúcar.

Os japoneses usam o açúcar quando podem, mas sempre com moderação — uma colher das de chá aqui, outra ali. Nunca acrescentam açúcar ao chá. Não usam geléias, gelatinas ou conservas — porque não há nada com que servi-las. Os japoneses não comem alimentos cozidos no forno, como faz o resto do mundo. A maior parte do açúcar em sua dieta é natural — de frutas frescas ou enlatadas —, exatamente como foi recomendado pelo estudo nutricional do governo americano.

Como usar as orientações dietéticas
Analisamos essas orientações dietéticas com alguma profundidade por causa de sua extraordinária semelhança com os princípios da cozinha japonesa tradicional na preparação das refeições e na criação de receitas. Pareceu-nos que os japoneses chegaram na frente e organizaram uma grande parte de sua cozinha com base nos pontos mais destacados das orientações dietéticas do governo dos Estados Unidos.

Pode ser um exagero, mas, se é, baseia-se em diversos fatos importantes:

- Os japoneses comem cerca da metade da quantidade de alimentos que os americanos consomem numa refeição.
- Os japoneses preparam os alimentos que vão comer de uma forma tão próxima quanto possível do estado natural.
- A dieta japonesa inclui diversos alimentos com baixo teor de calorias: legumes, frutas, peixe e arroz.
- A dieta japonesa exclui diversos alimentos com alto teor de calorias: manteiga, massas, queijos, molhos e sobremesas cozidas.

Estamos querendo dizer que você deve jogar fora todos os seus livros de receitas da cozinha ocidental e passar a comer exclusivamente ao estilo japonês?

Claro que não.

Estamos sugerindo que experimente um pouco. Essa experiência se desenvolve em várias etapas distintas, descritas abaixo. O resto do livro levará você por essas etapas, à medida que se prepara para emagrecer usando o que chamamos de a dieta japonesa, que é essencialmente o estilo japonês de comer.

1) Comece a *pensar* em comida da maneira como os japoneses fazem.

- Pense como algo que deve ser saboreado e desfrutado.
- Considere que se trata de uma coisa a ser ingerida com cuidado e satisfação.
- Desfrute o sabor e a variedade, não apenas o conteúdo global.

2) Experimente um prato japonês de vez em quando.

- Provavelmente é melhor não comer à maneira japonesa de manhã até de noite, inicialmente.
- Experimente no começo um prato japonês bastante conhecido, como *sukiyaki* ou *tempura*.
- Habitue-se a comer *sukiyaki* e arroz com as varetinhas. É uma experiência.

3) Prepare os seus próprios pratos tradicionais ao estilo japonês.

- Cozinhe-os pouco, deixando-os quase no estado natural.
- Não acrescente molhos grossos ou temperos, a menos que tenham pouca gordura, sal e açúcar.

4) Sirva os seus próprios pratos tradicionais ao estilo japonês.

- Sirva todos os pratos da maneira mais atraente possível, em padrões artísticos e imaginativos.
- Use guarnições naturais para contrastar cores e formas.
- Não sirva comida demais; é uma tentação comer em excesso. Se a comida não está na mesa, você não poderá comer tudo.

É claro que você não vai fazer uma mudança total em sua dieta da noite para o dia. Seria um choque cultural muito grande. A melhor coisa é começar devagar, efetuando uma pequena mudança em sua dieta, possivelmente trocando um prato de forno ou de carne por um prato ao estilo japonês que já aprecia. Depois que se ajustar a essa mudança, passe para outra.

Não exija demais de si mesmo. O problema da maioria das dietas é insistir numa observância rigorosa, a fim de garantir resultados. Por causa das imposições rigorosas dessa dieta, você começa a resistir e depois de emagrecer retorna a seu estilo antigo de alimentação.

O importante na dieta japonesa é efetuar somente pequenas mudanças, mas mantê-las sistemáticas. Não se satisfaça com apenas uma pequena mudança em sua dieta — como a de comer menos molhos de salada bastante condimentados. Dê um passo adiante e reformule as próprias saladas. Passe em seguida para os pratos de legumes, usando os mesmos alimentos, só que de uma maneira diferente.

Não vamos aconselhar uma mudança em todo o seu estilo de dieta, exortando a que coma apenas legumes, arroz e peixe. Longe disso. Mas você deve começar a *pensar* na cozinha ao estilo japonês — um mínimo de cozimento, cuidado tanto no preparo dos alimentos quanto na hora de servir.

Pegue os bons elementos dietéticos da cozinha japonesa e misture com os melhores elementos dietéticos da cozinha ocidental. Terá então a dieta perfeita: a dieta japonesa.

Capítulo 3

A Arte de Comer Menos

Os japoneses comem muito menos que os americanos, mas cada refeição tem muito mais pratos do que uma refeição americana. A contradição aparente se explica pelo fato de o japonês comer porções extremamente pequenas de cada alimento servido.

Trata-se de um hábito que ajuda a manter reduzido o consumo de alimentos e a controlar o peso.

Arroz e sopa como desjejum?

Aqui está, como exemplo, um típico desjejum japonês. Pode parecer enorme, mas na verdade não é, quando se dividem os alimentos.

Tradicionalmente, começa com uma tigela de arroz (equivalente no Ocidente a uma torrada com manteiga, cereal seco ou panquecas, um item que nunca falta numa refeição americana) e uma tigela de sopa. O arroz é sempre um prato separado numa refeição, mas freqüentemente é servido com *nori* (um tipo de alga marinha seca). O *nori* vem em folhas secas. Para comer o *nori*, a pessoa pega uma folha com um par de *hashis* e enrola habilmente em torno de uma pequena porção de arroz.

A sopa servida na primeira refeição é sempre de *miso*. Trata-se de um caldo grosso, chamado *misoshiru*. A *miso* é pasta de soja fermentada, o que dá sabor à sopa.

A sopa é composta de *dashi*, o caldo de sopa japonês, mais uma colher de *miso*. Pode-se acrescentar um cubo de *tofu*, que é coalhada de soja. Também se pode adicionar alguma alga marinha, sob a forma de *wakame*. Ainda se pode pôr legumes picados. A tigela geralmente tem tampa, a fim de manter a sopa quente. Essa tigela de sopa nutritiva é equivalente aos ovos com *bacon* da primeira refeição de um americano.

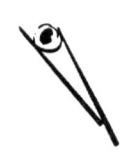

A *misoshiru* tem uma função similar à de uma tigela de mingau, um prato quente de poucas calorias e muito nutritivo. A *misoshiru* possui um sabor forte, difícil de se acostumar, mas bastante agradável depois.

Após a sopa vem o tradicional *o-kazu*, que significa "prato secundário" e que quase sempre inclui uma porção de proteína. Essa proteína pode ser uma posta de peixe, um pedaço de galinha, um pouco de *tofu* ou um ovo, ou parte de um ovo. Nenhuma das porções é grande.

Uma jóia em destaque

No meio dessa primeira refeição, mais ou menos como uma jóia em destaque, está a *pièce de résistance* — a *umeboshi* —, uma pequena ameixa vermelha, que se põe em salmoura para se poder comer. De certa forma, é "o desinfetante oral da natureza" — uma única mordida tem a capacidade de esticar os cabelos e disparar relâmpagos por todo o corpo. A ameixa é tão amarga que só se pode comer em conserva.

Diversos legumes em conserva também adornam a maioria das mesas japonesas ao desjejum, embora não sejam essencialmente um prato por si mesmo, mas simples ornamentações.

É claro que a refeição termina com uma xícara de chá verde quente.

Como se pode observar, as partes principais da refeição são a sopa, que parece mingau, e a tigela de arroz, com o acréscimo de alga marinha. Esses são os ingredientes essenciais que proporcionam à refeição o seu valor alimentar. Quase todo o resto é um acréscimo ornamental aos pratos principais.

Uma refeição americana típica de cereal, suco de laranja e chá ou café é surpreendentemente similar a um desjejum japonês em conteúdo de calorias e valor nutritivo. Nos cardápios sugeridos no Capítulo 12, um desjejum americano típico sempre pode ser substituído pela refeição japonesa; mas saiba que é difícil se acostumar a uma sopa grossa e uma tigela de arroz, ao despertar.

Mesmo assim, se você possui espírito aventureiro, deve experimentar uma refeição japonesa completa para descobrir o que acontece. Terá dificuldade em encontrar a *umeboshi* para o desjejum, mas não é algo indispensável. Cabe ressaltar que os legumes em picles japoneses não são como os ocidentais, condimentados com endro. Os japoneses usam vinagre branco de arroz e outros temperos para dar sabor. Os legumes não ficam tão ácidos quanto os nossos.

Vamos passar agora para um almoço típico que pode ser servido numa casa japonesa.

As sobras do jantar: um almoço típico
A maioria dos almoços é feita de sobras de outras refeições — do jantar da noite anterior ou possivelmente do desjejum. A tigela de arroz torna-se o centro do almoço. Pode ser o arroz na panela que sobrou do desjejum. Uma tigela de talharim pode substituir o arroz. No Japão moderno vendem-se todos os anos mais de quatro bilhões de pacotes de talharim seco instantâneo.

Além da tigela de arroz, há geralmente uma xícara de caldo claro de sopa — *suimono* — reforçada e ornamentada com guarnições de todos os tipos.

Para se dar sabor ao arroz ou talharim, pode-se acrescentar umas poucas fatias de peixe cru ou *sashimi*.

Além disso, o arroz pode ser condimentado com *furikake*, que é um tipo de tempero combinando diversos condimentos e alimentos: *katsuobushi* (bonito seco), algas marinhas, sementes de gergelim, ovo, peixe, *nori* torrado e outros ingredientes. Esse tempero é salpicado sobre o arroz de um vidro com a tampa perfurada. A refeição também pode consistir em pedaços de camarão frito que sobraram da noite anterior. Há sempre dois legumes em conserva para se comer. E uma xícara de chá verde arremata a refeição.

Existem inúmeras variações em determinados pratos do almoço. O arroz deve ser comido simples ou não ser comido, mas há ocasiões em que certos alimentos podem ser despejados por cima, especialmente o chá. Um tipo de arroz de almoço é chamado *chazuke*, que significa "encharcado em chá". Despeja-se uma xícara de chá sobre o arroz e depois se bebe a mistura, encerrando-se a refeição com outra xícara de chá. Só que esta é uma prática de que se desfruta em casa, não em público.

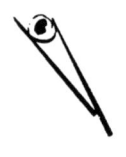

Muitas pessoas têm receitas especiais para *chazuke*, com o acréscimo de fatias de *sashimi*, pedaços de peixe salgado e *nori*, *katsuobushi* ou picles de vários tipos. Depois que esses ingredientes foram colocados sobre o arroz ou ao lado, o chá é despejado por cima do arroz, que então se come com *hashi*.

Uma subvariação consiste em substituir o chá pelo *dashi*, o caldo de sopa de bonito e algas, o ingrediente que se despeja por cima do arroz.

O talharim (*udon*, *soba*, *somen* e assim por diante) desempenha um papel importante no almoço japonês. Uma tigela grande de talharim quente no inverno e um prato de talharim frio no verão ainda são os almoços mais populares no Japão.

O talharim quente é geralmente preparado com *dashi* temperado e encimado com uma porção grande de guarnição — frango, ovo, camarão frito (*tempura*), coalhada de soja frita (*abura-age*), bolo de peixe (*kamaboko*) e assim por diante —, sempre misturado com legumes. No verão, o talharim frio é freqüentemente servido com uma tigela pequena de *tsuke-dashi* (*dashi* frio condimentado) ao lado. Pega-se o talharim com os *hashis* e mergulha-se na *tsuke-dashi* antes de se comer.

Shichimi-togarashi (condimento de sete sabores), *wasahi* (rábano picante japonês), gengibre ralado, cebolinha picada e *nori* amassado são freqüentemente servidos com o talharim, para aguçar o apetite.

A principal refeição no Japão: o jantar
O jantar geralmente consiste em diversos pratos, acompanhando o arroz e a sopa tradicionais.

Antes da apresentação dos detalhes mais importantes da refeição, vamos analisar alguns princípios básicos da preparação da comida no Japão.

NOTA: É impossível compreender a cozinha japonesa tradicional de hoje sem compará-la e contrastá-la com um estilo de cozinha conhecido como *shojin ryori*, também chamado "cozinha do templo".

Cor e sabor nos cardápios japoneses

Os japoneses dão grande importância à cor em seus pratos. Já foi explicado que existe uma arte de se pôr a mesa japonesa, com o objetivo de aguçar ao máximo o apetite da pessoa.

Essa preocupação com a cor tem muitos séculos, originando-se na *shojin ryori*. A cozinha *shojim* é preparada principalmente nos templos zen-budistas. Buda ressaltou as virtudes dos vegetais; a dieta *shojin* consistia apenas em vegetais, considerando-se apropriadamente que as algas marinhas também o são.

Um dos aspectos mais importantes da cozinha *shojin* foi a ênfase nos três elementos principais da alimentação: variação do sabor, variação do cozimento e variação da cor.

As seis variações do sabor

Na cozinha *shojin* tenta-se combinar as seis variações básicas de sabor, para que os alimentos tenham um equilíbrio de leveza e suavidade, pureza e frescura, precisão e cuidado.

Os seis sabores básicos são:

amargo
doce
salgado
azedo
quente
"delicado"

O equilíbrio dessas sensações de paladar é uma tarefa difícil e quase impossível para o cozinheiro atribulado de nossa época, mas é uma consideração que ainda entra na cozinha japonesa — e também pode entrar na sua.

Os cinco métodos de cozinhar

Embora haja mais de cinco métodos diferentes de cozinhar no Japão, a cozinha *shojin* usa apenas cinco:

ferver
grelhar
fritar
cozinhar no vapor
deixar cru

Esses métodos são analisados no Capítulo 9.

As cinco cores da cozinha

Um dos aspectos mais interessantes da cozinha *shojin* é o conceito das cinco cores dos alimentos. Tenta-se equilibrar em todas as refeições, se possível, as cinco cores básicas:

verde
amarelo
vermelho
branco
preto

NOTA: O púrpura-profundo nos alimentos é considerado preto pela **cozinha** *shojin*. A berinjela é preta, assim como a *kombu* (alga marinha).

Como pensar pequeno de uma maneira grande

Há muitas maneiras diferentes de servir um jantar ao estilo japonês. O jantar é a refeição principal no Japão, como também acontece nos Estados Unidos.

Apesar das muitas semelhanças, no entanto, há diferenças fundamentais entre a cozinha japonesa e a ocidental. Uma das mais importantes é o tamanho de uma porção moderada.

O leitor ocidental ficará confuso e desconcertado ao verificar um cardápio japonês típico e estudar o que entra num jantar. O que chamaríamos de "prato principal" pode incluir carne de ave — como pedaços de peito de frango, por exemplo. Um prato secundário de salada pode incluir camarão. Outro prato secundário pode ter pedaços de carne de boi.

Isso representa três tipos diferentes de animal: **ave, crustáceo e boi!** Pode-se presumir que há uma porção grande de peito de frango, outra de camarão e mais uma de carne de boi.

Levando-se em consideração que a porção média americana de qualquer tipo de carne é de cerca de 170 gramas e até mesmo de 230 gramas — **verifique em qualquer livro de culinária —,** teríamos mais de 600 gramas de carne!

Nada poderia estar mais longe da verdade. É preciso reformular **os valores.** Os japoneses não — e repito o *não* — comem a mesma quantidade de carne que os americanos.

Tipicamente, toda a porção de proteína animal de uma refeição japonesa não chega a 120 gramas — incluindo peito de frango, camarão e carne de boi! Em algumas casas, na verdade, a quantidade total dos alimentos descritos que não são **vegetais** pode ser de apenas 60 gramas.

A imagem que se deve fazer de uma refeição japonesa típica é a de porções pequenas de muitos tipos diferentes de alimentos — reunidos em várias cores, formatos e desenhos.

Olhe o que está vindo para o jantar

Vamos traduzir essa idéia básica — grande variedade de alimentos, pequena quantidade em cada prato — estudando um jantar japonês típico.

A refeição teria um cardápio assim:

arroz
sopa
prato principal
legumes temperados
frutos do mar temperados
legumes em conserva
fruta
chá

São oito coisas diferentes!

Mas somente um prato — o que é servido como principal, mas não está especificado na lista acima — é grande. Pode ser o *sukiyaki*, para tomar como exemplo um dos pratos japoneses mais conhecidos. Alguns dos "legumes temperados" estariam incluídos no *sukiyaki*. Os "frutos do mar temperados" podem figurar em alguma espécie de antepasto, pequenos e fáceis de comer. Os legumes em conserva podem ser uma porção bem pequena de repolho. A fruta da sobremesa pode ser apenas uma fatia de pêssego.

Até mesmo os livros de receitas japonesas podem ser enganadores para o cozinheiro ocidental. A maioria das receitas concentra-se apenas num suposto prato principal. Mas esses pratos são agrupados de tal maneira que o cozinheiro ocidental incauto pode preparar dois ou três pratos principais para *um* jantar!

É claro que alguns japoneses ricos e que gostam de comer lautamente podem servir dois pratos principais num jantar. Mas o japonês, em média, não come tanto. O Japão é um país que resiste ao consumo conspícuo.

Sete cardápios com pratos japoneses

Na parte seguinte há sete cardápios com pratos japoneses e ao estilo japonês para você examinar. Vários itens de cada cardápio estão incluídos na seção de receitas ao final do livro, no Capítulo 10. As receitas indicarão como cozinhar o prato e (quando necessário) como servi-lo. Os itens assinalados com um asterisco figuram na seção de receitas.

É preciso compreender que a inclusão de frango, frutos do mar e carne de boi numa única refeição *não* significa porções enormes de cada, mas apenas uma pequena quantidade de uma e provavelmente bocados mínimos das outras duas.

Cardápio 1

arroz
sopa clara com frango*
tempura (com camarão)* e molho de *tempura**
daikon (rabanete) ralado e raiz de gengibre como condimentos*
salada de pepino e semente de gergelim*
fruta
chá

NOTA: *Tempura* significa "camarão muito frito" nos Estados Unidos, mas a palavra originalmente significava apenas "alimento muito frito". A fritura intensa foi introduzida no Japão pelos marujos portugueses há muitos séculos. Outros alimentos podem ser muito fritos como variações de *tempura*.

Cardápio 2

arroz
sopa clara* com pedaços de carne de porco e legumes
(cenouras, cogumelos chineses, cebolinhas ou brotos de bambu)

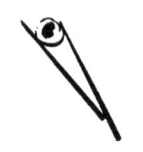

yakitori (com frango)*
vagem com gengibre*
fruta
chá

NOTA: O prato principal, *yakitori*, significa "frango grelhado em espetos sobre carvão em brasa". Mas permite-se substituí-lo por carne de boi ou frutos do mar neste cardápio.

Cardápio 3

arroz
sopa de *miso** com *tofu* e alga marinha
teriyaki (com salmão)*
espinafre com molho de limão*
fruta
chá

NOTA: O prato principal é *teriyaki*, literalmente "carne grelhada brilhante", mas em geral significa um fruto do mar, ave ou carne grelhada marinada. O fruto do mar ou a ave podem ser trocados para variar o prato principal. A receita está no Capítulo 10.

Cardápio 4

barras de pepino *sushi**
shabu-shabu (com carne de boi)*
molho de mergulhar *ponzu**
fruta
chá ou saquê

NOTA: Esta é uma refeição de uma só panela, o alimento é cozido na mesa pelos próprios comensais. A descrição está no Capítulo 9.

Cardápio 5

hiya-yakko (prato de *tofu* frio)*
arroz
sopa de ovo*
shioyaki (com peixe de carne branca)*
namasu de cenoura*
quiabo fervido*
fruta
chá

NOTA: O *shioyaki* ("cozinhar pela fervura no sal") pode ser feito com qualquer tipo de peixe. A receita no Capítulo 10 é para truta de água doce; no entanto, pode-se substituí-la por savelha ou cavalinha.

Cardápio 6

arroz
sopa clara * com mariscos e casca de limão
fígados de frango grelhados*
chawanmushi (com ovo)*
sunomono de espinafre*
fruta
chá

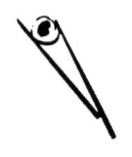

NOTA: O *chawanmushi* é um prato semelhante ao creme cozinhado no vapor, com um pouco de peixe e legumes. Não é doce, mas ligeiramente salgado. Os termos *sunomono* e *namasu* referem-se ao que um ocidental poderia chamar de salada. Mas há uma diferença sutil. *Namasu* geralmente se refere a legumes e algum fruto do mar marinado em molho de vinagre. *Sunomono* geralmente se refere a legumes e fruto do mar misturados com um molho avinagrado pouco antes de servir.

Cardápio 7

arroz
sopa de camarão grande e pepino*
umani (legumes e frango)*
repolho chinês no vinagre*
fruta
chá

NOTA: A palavra *umani* significa "cozinhado deliciosamente" e refere-se a legumes, carne, ave, peixe ou alimento seco cozinhado em *dashi* e temperado ligeiramente com saquê, molho de soja, sal e *mirin* (vinho de arroz usado para cozinhar), até que praticamente todo o líquido seja absorvido.

Parte Dois

Alimentos Leves Mágicos

CAPÍTULO 4

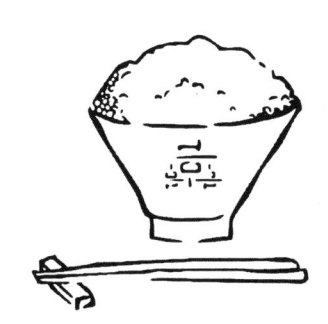

Arroz: O Alimento Honrado

Nenhum alimento é mais respeitado no Japão do que o arroz. O talharim, servido como seu substituto, não é tão apreciado. Esses dois alimentos são os esteios da dieta japonesa, mas o arroz leva vantagem em prestígio e influência. A prova está no fato de que a palavra *gohan*, que é o termo para o prato de arroz, também significa "refeição". (Na verdade, a palavra para arroz é *kome*, mas esta se refere ao arroz não-cozido.)

Durante os meses de primavera e outono, os japoneses celebram Inari, o deus do arroz, e Ukemochi-no-kami, a deusa do alimento. Há dezenas de maneiras diferentes de servir arroz, mas o arroz cozido simples é o principal da mesa japonesa.

Tudo começou vários séculos antes de Cristo, quando o cultivo do cereal foi levado do território continental chinês para o Japão. O *kojiki*, o mais antigo documento existente sobre a história japonesa, escrito no ano 720 da nossa era, sugere que o arroz era na ocasião mais respeitado do que qualquer outro cereal. Há diversos motivos para a sua popularidade antiga e persistente. Em primeiro lugar, a colheita obtida numa unidade de terra é melhor do que a da maioria dos outros cereais. Segundo, a retenção da parte comestível do cereal é maior que a de outras colheitas. Terceiro, o arroz é facilmente armazenado. Quarto, é mais fácil de cozinhar que a maioria das outras gramíneas. E quinto, o consumo contínuo de arroz não afeta adversamente o paladar.

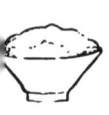

Pode-se calcular que um japonês adulto come, em média, cerca de cem quilos de arroz por ano, com base nos dados compilados pelo Ministério da Agricultura e Silvicultura do Japão. Em comparação, o americano consome, em média, quatro quilos de arroz. É um alimento barato, muito mais que batatas e legumes similares.

As qualidades excepcionais do arroz

O arroz não contém grande quantidade de proteína; mas o que carece em quantidade compensa em *qualidade* da proteína. O arroz contém a maioria dos aminoácidos essenciais na proporção devida. Os aminoácidos essenciais são os que não podem ser sintetizados no corpo e ao mesmo tempo são indispensáveis para a composição e função do corpo. A fim de permitir que o corpo use eficazmente a proteína para esses propósitos, a proteína deve conter todos os aminoácidos essenciais na proporção adequada.

O arroz é também uma boa fonte de complexo digestível de carboidratos. A digestibilidade depende do grau de polimento; o arroz mais polido é o mais digestível.

A qualidade mais importante do arroz é a sua capacidade de proporcionar "reserva de proteína". Este é um termo usado pelos nutricionistas para descrever a capacidade de um alimento de permitir que alguém reduza com segurança as porções de carne de que precisa para uma dieta equilibrada.

Por exemplo, o arroz fornecerá à pessoa energia suficiente (contida em seus carboidratos) para que a proteína de qualquer carne consumida possa ser aproveitada no que tem de melhor: a formação e reconstrução das células do corpo. O arroz permite, assim, que a pessoa coma menos carne e evite o consumo de gordura e colesterol desnecessários.

Discorrendo mais um pouco sobre esse ponto, cabe ressaltar que há uma desvantagem em determinadas proteínas fornecidas por animais e vegetais: são proteínas apenas "parcialmente completas". A proteína em alguns peixes, por exemplo, contém relativamente pouca metionina — um dos aminoácidos essenciais mencionados anteriormente. As proteínas de vegetais fornecem apenas pequenas quantidades de um ou outro dos aminoácidos essenciais — lisina, metionina ou triptofano.

Um vegetal somente não pode suprir o benefício total de proteína; apenas uma parte da proteína desse vegetal pode ser usada. Mas combinando-se duas ou mais proteínas de vegetais — digamos, proteína de arroz e proteína de soja, proteína de ervilha e proteína de semente de gergelim —, chega-se a uma proteína complementar. Isso significa que numa dieta variada de vegetais pode-se criar uma proteína completa.

Os japoneses geralmente servem arroz com outros alimentos que contêm proteínas, como a própria soja, ou com derivados de soja, como *tofu* ou *miso*. Arroz e *tofu* formam uma proteína completa e juntos se tornam um nutriente eficaz.

Por que o arroz é bom para você

Vamos analisar a composição nutricional do arroz. Tipos diferentes do cereal possuem constituições diferentes, mas a disposição dos nutrientes é mais ou menos a mesma em todos.

- Uma xícara de arroz branco de grão longo não-cozido possui uma contagem de calorias em torno de 672. A divisão dos nutrientes que proporcionam essa contagem de calorias é a seguinte: 13,7 gramas de proteína, 150 gramas de carboidrato e 0,6 grama de gordura.
- Uma xícara de arroz branco cozido tem uma contagem em torno de 186 calorias: 3,7 gramas de proteína, 40,4 gramas de carboidrato, 0,2 grama de gordura.
- Uma xícara de arroz integral não-cozido contém 666 calorias: 13,9 gramas de proteína, 141,5 gramas de carboidratos e 3,5 gramas de gordura.

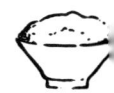

É evidente que o conteúdo de carboidrato no arroz é muito elevado. E automaticamente a pessoa pensa: "Isto é mau." Há uma boa razão para essa reação. Sofremos uma lavagem cerebral relativa sobre o conteúdo de carboidratos dos alimentos. Os nutricionistas sempre lembraram às pessoas em dieta que bombons, bolos e tortas — todos com muito carboidrato — causam excesso de peso.

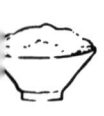

Os carboidratos são bons para você!
De certa forma, o carboidrato comum adquiriu mesmo uma péssima reputação ao longo dos últimos anos. Em algumas dietas populares, a contagem de carboidratos é mantida deliberadamente baixa, a fim de fazer com que a pessoa emagreça.

Há dois tipos básicos de carboidratos — os amidos (chamados de carboidratos complexos) e os açúcares (chamados de carboidratos simples). Há também duas variedades em cada tipo: carboidratos "naturais", encontrados na natureza, e carboidratos "refinados" ou "processados", como o açúcar em grão, extraídos de fontes naturais e usados como aditivos na preparação de alimentos.

Nos alimentos naturais, os amidos e açúcares estão misturados com ampla variedade de nutrientes essenciais, com uma proporção satisfatória de nutrientes para calorias. Quando são usados carboidratos refinados como aditivos em massas ricas, as calorias resultantes são conhecidas como "calorias vazias".

Um exame de informação nutricional em uma embalagem de açúcar granulado explicará o motivo: uma colher das de chá rasa de açúcar processado contém 5 gramas de carboidratos (19 calorias) — mas nenhum grama de proteína ou de gordura.

Apesar de a maioria das espécies de arroz conter quantidades grandes de carboidratos, também proporciona a proteína essencial e, ao mesmo tempo, pouca ou nenhuma gordura. O arroz integral tem mais gordura do que o arroz branco, mas a quantidade ainda é desprezível, em comparação com a proporção entre proteína e gordura na carne animal.

O arroz é um alimento aminado, como a maioria dos outros cereais. O amido absorve muita água, aumentando consideravelmente o volume do arroz quando ele é cozinhado. Assim, pode atender as suas necessidades físicas e psicológicas de alimento. Quando se termina uma tigela de arroz, sabe-se que se comeu alguma coisa. Adere às costelas, por assim dizer. Pelo menos temporariamente.

O arroz, como os japoneses descobriram há milhares de anos, é de fato um alimento milagroso — um alimento que geralmente é servido em toda refeição japonesa tradicional e comido do princípio ao fim como um suplemento dos outros pratos.

O que esse alimento milagroso faz por você
Em termos de energia, o Conselho de Arroz dos Estados Unidos afirma que meia xícara do cereal produz bastante energia física para que se ande numa velocidade de cinco quilômetros horários durante 35 minutos e oito segundos.

O arroz possui a capacidade de ser digerido rapidamente, em apenas uma hora. Outros alimentos levam muito mais tempo. O arroz é ideal para pessoas em dietas de pouco sódio e pouca gordura; contém apenas vestígios de sódio e gordura e não possui absolutamente colesterol.

Quase todo arroz é enriquecido com ferro, tiamina e niacina. O arroz integral é naturalmente rico em ferro, tiamina e niacina, além de vitamina E, não sendo enriquecido. O arroz integral leva mais tempo para cozinhar por causa do elevado teor de éter e óleo de sua camada de farelo.

O arroz integral expande-se durante o cozimento. A capa de farelo "explode" e adere ao grão, formando uma textura tenra e firme. A camada de farelo é tão macia quanto o grão interior. O arroz integral tem um sabor diferente do arroz branco, parecendo mais com uma amêndoa.

NOTA: O arroz integral não deve ser confundido com o arroz silvestre, que nem é da mesma família. O arroz silvestre geralmente é um bom acompanhamento para frango e peru, faisão e perdiz, ou qualquer alimento condimentado com requinte, como ostras e cogumelos. É bastante dispendioso, em comparação com o arroz branco e o arroz integral.

Para se garantir a obtenção de todo o valor alimentício do arroz, deve-se prepará-lo e cozinhá-lo da maneira apropriada. Aqui está o estilo japonês.

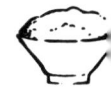

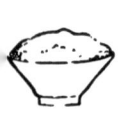

Você vai precisar entre uma e duas xícaras de água para cozinhar uma xícara de arroz polido. A quantidade de água varia com a espécie de arroz usada. Os japoneses gostam de usar cerca de 20 por cento mais água do que arroz, usando a variedade japonesa de arroz. Cada pessoa deve experimentar para encontrar o equilíbrio apropriado entre água e arroz; tudo depende do gosto pessoal. Depois que você determinou a proporção adequada de água para arroz, lave-o, trocando a água, até que esta fique limpa, não mais turva. Escorra a água e ponha o arroz numa panela coberta. Acrescente a água. Leve o arroz ao ponto de fervura, depois diminua o fogo e tampe a panela, deixando cozinhar em fogo brando por cerca de 15 minutos.

Para o arroz integral, use de uma a duas xícaras e meia de água para uma xícara de arroz. Ferva o arroz, mexa e tampe a panela. Deixe cozinhar no fogo brando de 45 a 55 minutos. O arroz integral ficará tão macio quanto o comum apenas depois de totalmente cozido.

As diferentes faces do arroz

Nenhuma refeição no Japão, para os ricos ou pobres, está completa sem arroz. Para o japonês, é como carne e batatas para o ocidental. Todas as refeições — desjejum, almoço e jantar — contêm uma tigela deste cereal quente ou frio.

O arroz é servido freqüentemente com qualquer outro prato de uma refeição, exceto quando se bebe saquê. Mas depois de se tomar o saquê, um prato de arroz encerra a refeição.

O arroz é servido às vezes com peixe, carne ou legumes, misturados com o arroz ou colocados por cima. Esse tipo de serviço é conhecido como *meshimono*, ou "alimentos de arroz". O arroz cozido simples, no entanto, ainda é o prato predileto entre os japoneses.

O arroz cozido no vapor possui um sabor delicado e um tanto suave, particularmente para os ocidentais. Essa suavidade é ressaltada pelos sabores de outros alimentos. Mas se não for preparado da maneira devida, é provável que se torne grudento e sem sabor. A preparação correta é extremamente importante.

Usava-se tradicionalmente numa cozinha japonesa uma panela grossa de tampa, chamada *kama*, para o seu preparo. A *kama* era colocada num *kamado*, uma espécie de fogão, sendo observada constantemente durante o cozimento. Usam-se agora amplamente as panelas elétricas criadas especialmente para esse fim.

Qualquer panela de fundo grosso, com uma tampa justa, pode ser usada para cozinhar arroz. Se uma panela de pressão é a única disponível, também se pode usá-la, desde que se reduza a quantidade de água. O arroz deve ser fervido sob pressão por cerca de sete minutos e mantido sob pressão por outros dez minutos, depois de se apagar o fogo.

Como ornamentar uma tigela de arroz
Não se deve ter a idéia de que não existe possibilidade de acrescentar algo ao sabor suave do arroz. Claro que há. É possível — em alguns casos até preferível — guarnecê-lo com vários tipos de alimentos.

Na cozinha *shojin* os pratos de arroz são variados em cada época com guarnições e ornamentações que fazem com que sejam chamados de pratos de "arroz de cor".

- Durante o inverno, pode-se cozinhar soja seca com arroz; ou pode-se acrescentar gengibre fresco, cortado em fatias finas e espalhado por cima do arroz.
- Durante a primavera, sugere-se acrescentar ervilhas cozidas ao arroz; ou mesmo a utilização da *okara*, substância residual proveniente da moagem da soja fervida no preparo do *tofu*.
- Durante o verão, podem-se salpicar folhas de perila ou de hortelã sobre o arroz cozido; ou ainda ajuntar castanhas durante o cozimento.
- Durante o outono, podem-se acrescentar e cozinhar castanhas de gingo, batata-doce em cubos ou pedaços de cogumelo com o arroz.
- Como uma guarnição geral, em todas as estações, sempre se pode adicionar feijão *azuki* e cozinhar junto com o arroz.

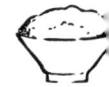

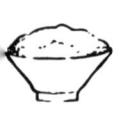

Não apenas esses acréscimos contribuem para dar sabor ao arroz — um cereal um tanto sem gosto, se cozido e comido sem mais nada —, mas também ajudam a animar com um pouco de cor a brancura do prato de arroz.

Os diferentes graus de arroz
O arroz se apresenta em todos os graus:

- No melhor, todos os grãos são de tamanho e formato uniformes, com um lustro opaco, perolado.
- Nos graus médio e pior, os grãos são de tamanhos e formatos diferentes.
- Devem-se usar quantidades diferentes de água com cada grau de arroz. Com o melhor, menos água; com o pior, mais água. A proporção de água para arroz é apenas um pouco mais de quase o dobro.
- Uma xícara de arroz não-cozido produz cerca de quatro xícaras de arroz cozido.
- Xícara por xícara, o arroz absorve água entre o seu próprio volume e o dobro.

O arroz é também a base de um vinagre japonês chamado *su*. O *su*, um líquido transparente, cor de âmbar, com uma qualidade adocicada e aromática, muito diferente do vinagre a que os ocidentais estão acostumados, é feito de arroz branco e arroz maltado, de saquê ou sedimento de saquê. Se não for possível encontrar o vinagre de arroz japonês para realizar uma receita, pode-se sempre substituí-lo por outro vinagre.

O arroz também pode ser usado para vários tipos de pasta. Umas das mais populares se chama *senbei*, uma bolacha fina, preparada com farinha de arroz e ovo. Podem-se também acrescentar sementes de gergelim, alga marinha, molho de soja e outros ingredientes. Essas bolachas são comidas como petiscos entre as refeições.

Mochi é um bolo de arroz viscoso que se come durante o festival do Ano-Novo. O arroz cozido é transformado numa pasta de consistência suave e pegajosa. Formam-se pequenos discos ou outros formatos, deixando-se secar. Os pedaços são muitas vezes torrados e servidos com molho de soja e alga marinha ou postos num tipo de sopa. Esse prato tem o nome de *zoni*.

Saquê e *mirin*

O arroz é usado como a base do saquê, a bebida alcoólica nacional japonesa. O saquê possui um conteúdo alcoólico de cerca de 17 por cento, o mesmo de um vinho europeu forte. É preparado da seguinte maneira:

- Primeiro, o arroz é cozido e maltado.
- Pronta essa massa, mistura-se com água e uma cultura de fermento, a fim de acelerar a fermentação.
- Depois de um mês, essa mistura fermentada é filtrada e engarrafada.
- O tipo de arroz e a qualidade da água usada têm grande influência na qualidade do produto final.

Também se usa para cozinhar um vinho mais adocicado e menos forte, o *mirin*, muitas vezes misturado com molho de soja nas receitas. Se não há saquê disponível, pode-se substituí-lo por um xerez muito seco, diluído em água, sem perder inteiramente o sabor. Porto branco ou xerez cremoso também são utilizados como substitutos para o *mirin*.

Capítulo 5

Vegetais: Inspiração de Buda

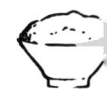

Os japoneses nem sempre foram vegetarianos, tendo sido introduzidos nessa parte integrante de sua dieta pelos monges budistas — especialmente os zen-budistas, como foi mencionado no Capítulo 3 —, mas tornaram-se fascinados com a variedade e versatilidade dos vegetais durante os séculos subseqüentes, incluindo-os hoje em sua dieta diária numa proporção maior que a de quase todos os outros povos.

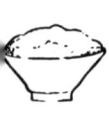

Há pouca distinção entre saladas frias e cozidas no cardápio japonês. Um vegetal que costuma ser cozido nos Estados Unidos pode ser servido cru, na temperatura ambiente, no Japão. De qualquer forma, seja usado cozido, seja cru como salada, o vegetal geralmente integra todas as refeições e ocupa posição tão importante quanto o peixe, ave, carne ou sopa e arroz.

Os japoneses fazem os seus pratos de vegetais ao mesmo tempo simples e complexos. O objetivo é oferecer um alimento fresco e natural. Mais importante ainda para os ocidentais que adotam a filosofia alimentar do Japão, a tendência japonesa para usar os vegetais de maneira intensa na dieta diária ajuda a reduzir o consumo total de calorias — particularmente de gorduras saturadas — de uma maneira drástica.

Por exemplo, uma porção média de um vegetal típico cozido, como vagem, repolho, aipo, pepino, cogumelos, espinafre ou acelga, contém apenas de 1 a 15 calorias, e uma porção média de brotos de bambu, cenoura, berinjela, erva-doce, cebolinha e nabo contém apenas de 16 a 25 calorias. Até mesmo os vegetais de amido, como feijão-de-lima e ervilha, contêm apenas em torno de 50 calorias.

A gordura na dieta japonesa típica

Por causa da predominância de vegetais e peixe na dieta japonesa, pode-se facilmente reduzir o consumo de calorias de gordura a menos de 10 por cento, utilizando-se os cardápios japoneses tradicionais. A maior parte da gordura também não é de fontes animais, mas sim a gordura "boa" — a gordura polidessaturada de fontes vegetais. Somente 3 por cento do consumo total de calorias de uma dieta japonesa provêm de gordura saturada.

O Dr. Ancel Keys e sua equipe da Universidade de Minnesota constataram que os japoneses, em decorrência de sua dieta, tinham níveis de colesterol muito baixos e que o índice de mortalidade por doenças arteriais e coronárias no Japão era apenas de 20 para 10.000, contra 185 para 10.000 nos Estados Unidos.

Outro estudo constatou que a dieta de pouca gordura dos japoneses também tendia a controlar dois tipos de câncer — o câncer do cólon e o câncer do seio (o que mais mata as mulheres americanas). Verificou-se que essas doenças eram raras entre o povo japonês, concluindo-se que eram conseqüências da dieta de pouca gordura.

Quando emigram para os Estados Unidos e mudam sua dieta para ficar de acordo com os costumes americanos, os japoneses adquirem o risco de desenvolver essas doenças. Aparentemente, é a elevada proporção de vegetais em relação à carne na dieta japonesa que reduz a ocorrência desses tipos de câncer. Quanto ao câncer do seio, a incidência nos Estados Unidos, com uma dieta de elevado conteúdo de gordura, é de cinco a dez vezes maior do que no Japão, com sua dieta de pouca gordura.

Além do reduzido conteúdo de calorias — particularmente em gorduras —, muitos desses vegetais contêm um ingrediente ativo que se tornou extremamente importante na manutenção do peso para as pessoas que se preocupam com dieta. Esse ingrediente ativo é a fibra. Um alimento com muita fibra não apenas possui alto valor nutritivo como também tende a encher o estômago, deixando a pessoa satisfeita e menos faminta por mais comida, como já foi mencionado na análise do arroz, no capítulo anterior.

Muitos vegetais dos pratos japoneses prediletos têm alto conteúdo de fibra, como vagem, nabo, repolho, cenoura, *daikon* ou rabanete branco e pepino.

Em termos de vitaminas, os vegetais de um verde-escuro e amarelo-forte são boas fontes de vitamina A; esse grupo inclui o espinafre, cenoura e inhame, entre outros. A maioria das leguminosas secas, como ervilha, feijão-branco e soja, proporciona quantidades generosas de proteína, juntamente com as vitaminas B, ferro e outros nutrientes importantes.

Os nutricionistas ressaltam que é aconselhável comer três espécies diferentes de vegetais todos os dias: um vegetal verde-escuro, outro de amido e qualquer terceiro tipo. Os vegetais verde-escuros podem ser folha de beterraba, espinafre ou vagem; o vegetal de amido pode ser feijão-de-lima; o terceiro tipo pode ser berinjela.

Os japoneses sempre usaram essas combinações não apenas em pratos de legumes, mas também em saladas.

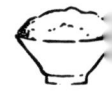

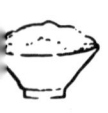

Uma análise dos vegetais prediletos no Japão, do ponto de vista de conteúdo de calorias, fibras e vitaminas, assim como dos valores nutricionais em geral, mostra que a refeição japonesa tradicional sempre ofereceu um equilíbrio extraordinário entre esses elementos, proporcionando controle eficaz contra o ganho de peso.

A escassez de laticínios

Um ponto básico a lembrar, no estudo da cozinha japonesa, é que os pratos tradicionais nunca incluíram laticínios, como manteiga, creme ou queijo. Os vegetais sempre foram preparados sem manteiga (uma grande fonte de gordura saturada), mas com sal, molho de soja, *mirin*, vinagre, sementes de gergelim, mostarda, *tofu* ou *miso* (de que se falará mais adiante), em determinadas combinações. Os óleos da cozinha japonesa são feitos de vegetais, e não de gorduras animais.

É preciso ressaltar a ausência na dieta japonesa de laticínios, com sua intensa concentração de gordura saturada e colesterol. É a adição de gordura saturada e colesterol na preparação dos vegetais que as pessoas devem evitar. A dieta japonesa tradicional supera esse problema.

Uma das diferenças principais entre os vegetais japoneses típicos e os vegetais utilizados no Ocidente é a inclusão japonesa da alga marinha, em suas muitas formas. Não apenas a alga marinha é comida como salada, mas também usada como a base de vários tipos de pratos. O ágar-ágar, por exemplo, um agente gelatinoso feito de *tengusa* ou alga marinha vermelha, é usado em muitos doces e pratos japoneses. A *laver*, outro tipo de alga marinha, é um condimento e guarnição importante. O *kombu*, outro tipo, também está presente no *dashi*, o caldo básico para sopas e outros pratos. (A alga marinha é estudada no Capítulo 7.)

Guia para os vegetais japoneses típicos

Apresentamos a seguir uma relação dos vegetais preferidos pelos japoneses. Como vários não são disponíveis fora do Japão, embora constem das receitas ao final deste livro, foram indicados determinados substitutos.

Feijão *Azuki*

Esse feijão vermelho seco é servido geralmente com um adoçante, como açúcar e/ou mel. O feijão *azuki* é uma iguaria especial e pode ser encontrado às vezes em lojas de alimentos naturais no Ocidente. Aparece numa geléia chamada *an* e num doce parecido com gelatina chamado *yokan*. O *azuki* possui elevado teor de fibra. Uma porção (75 gramas) de meia xícara de *azuki*, fervida na água, sem o acréscimo de açúcar, proporciona cerca de 108 calorias, na seguinte divisão nutricional: 6,7 gramas de proteína, 16,8 gramas de carboidrato e 0,8 grama de gordura. Essa porção também contém 1,4 grama de fibra. Qualquer feijão vermelho pequeno pode substituir o *azuki*.

Brotos de Bambu

O bambu, chamado *takenoko*, é apenas uma espécie enorme de erva, mas seu broto por baixo da terra pode ser usado como alimento. Os brotos de bambu devem ser descascados e fervidos, antes de serem incorporados a qualquer prato. Possuem um gosto de nozes. Cozidos com uma carne, como a de frango, os brotos de bambu acrescentam um sabor especial. Trata-se de um alimento de poucas calorias e alto teor de fibras.

Couve-de-bruxelas

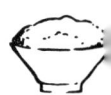

Chamada *moyashi* pelos japoneses, a couve-de-bruxelas é um dos vegetais mais populares na China, onde é usada há mais de três mil anos. Meia xícara, mais ou menos uma porção normal, proporciona cerca de 11 calorias: 1,2 grama de proteína, 1,9

grama de carboidrato e apenas um vestígio de gordura. É um alimento de bastante fibra e contém grande quantidade de vitamina C (6 miligramas em cada porção).

Feijão-preto

O *kuromame* é um legume com uma aparência característica. É cremoso e tem sabor forte. Geralmente vendido como um feijão seco, é cozinhado para fazer um prato doce — um dos pratos típicos servidos na celebração japonesa do Ano-Novo. Meia xícara proporciona 339 calorias: 28,5 gramas de proteína, 15,5 gramas de carboidrato e 15,4 gramas de gordura. Possui alto teor de fibra.

Raiz de Bardana

O *gobo* é uma raiz fina e lenhosa, que deve ser embebida em água avinagrada antes da preparação a fim de evitar a descoloração. Geralmente é fervida e moída com um pilão de madeira antes de servir ou fervida num caldo temperado por algum tempo. É um artigo encontrado nas lojas de produtos macrobióticos.

Cenoura

Chamada *ninjin*, a cenoura é um dos mais importantes tubérculos do mundo, sendo cultivada há dois ou três mil anos. A cenoura é rica em vitaminas, particularmente a vitamina A. Contém mais açúcar natural do que qualquer outro vegetal, à exceção da beterraba. Uma porção de 60 gramas tem cerca de 24 calorias: 0,7 grama de proteína, 4,7 gramas de carboidrato e 0,1 grama de gordura. É um vegetal de muita fibra (0,8 grama de fibra para cada porção de 60 gramas).

Repolho Chinês

Chamado *hakusai*, esse repolho "chinês" é conhecido na América também como repolho de Napa e repolho de aipo. Tem um formato diferente do repolho ocidental, com a cabeça comprida, chegando a alcançar 40 centímetros. Pode-se usar o repolho chinês cru, em saladas e picles; pode-se também usar como um prato isolado ou numa sopa. Se não for possível encontrar o *hakusai*, pode-se substituí-lo por quase todas as variedades de repolho ou endívia. Uma porção de 120 gramas proporciona 14 calorias: 1,2 grama de proteína, 2,4 gramas de carboidrato e 0,1 grama de gordura. Também possui alto teor de fibra.

Tussilagem ou Unha-de-cavalo

A *fuki* é uma planta parecida com o ruibarbo, com um talo oco comprido e verde. Deve ser primeiro escaldada em água com sal. O gosto é muito parecido com o do aipo. Se não se encontrar a *fuki*, sempre se pode substituí-la pelo aipo comum. Três talos de aipo, pesando menos de 60 gramas, contêm 8 calorias: 0,4 grama de proteína, 2 gramas de carboidrato e 0,1 grama de gordura. É um vegetal fibroso.

Margarida-de-coroa

A *shungiku*, também conhecida como crisântemo-de-grinalda, é um vegetal verde cultivado para a cozinha japonesa. As folhas podem ser comidas depois de escaldadas, sendo temperadas a gosto. Também chamada de "folhas do *chopsuey*", a margarida-de-coroa é um ingrediente popular no *sukiyaki* e outros pratos. Pode ser cozida sozinha, com molho de soja. É sempre possível substituir por folhas de dente-de-leão, espinafre, acelga ou mostarda, embora se perca o perfume e o sabor, que são os aspectos mais importantes da margarida-de-coroa. Trata-se de um alimento de poucas calorias. Uma porção de 120 gramas de folhas de dente-de-leão, por exemplo, tem cerca de 40 calorias: 2,5 gramas de proteína, 5,7 gramas de carboidrato e cerca de 0,5 grama de gordura. É elevado o teor de fibra (1,5 grama para a porção de 120 gramas).

Berinjela

A *nasuhi* possui a mesma cor púrpura-profunda da berinjela, mas é menor e mais arredondada. A casca é muito tenra. Uma porção de 120 gramas tem cerca de 30 calorias: 1,4 grama de proteína, 5,5 gramas de carboidrato e 0,2 grama de gordura.

Raiz de Gengibre

Chamada *shoga*, a raiz de gengibre é provavelmente um dos condimentos mais usados no Japão. Os rizomas são geralmente ralados, cortados em tiras compridas ou fatias bem finas, e servido de várias maneiras. As fatias de gengibre conservadas em vinagre branco são chamadas *gari* e usadas como condimento com o *sushi*.

Nozes de Gingo (Nogueira-do-Japão)

As sementes de gingo fêmea são chamadas de *ginnam* pelos japoneses. Podem ser cozinhadas no vapor, grelhadas, fritas ou preparadas para outro prato. A noz de gingo servida assada é um condimento. O fruto parece uma ameixa pequena, de um amarelo-esverdeado; o que se come é a noz encontrada em seu interior.

Pepino Japonês

O *kyuri* é mais estreito, menor e menos aguado do que o pepino americano ou europeu. Pode ser usado em saladas ou pratos de legumes de todos os tipos. Um pepino de tamanho normal proporciona cerca de 38 calorias: 2,3 gramas de proteína, 7,1 gramas de carboidrato e 0,1 grama de gordura. Uma porção normal de 6 fatias de pepino, cada fatia com cerca de meio centímetro de largura, contém apenas 6 calorias.

Cebola Comprida

A *negi* é mais comprida e mais grossa que a cebolinha, porém menor que o alho-porro. Possui um sabor surpreendentemente delicado. Pode-se cortar e picar a *negi* para qualquer receita que exija cebolas. Se não for possível encontrar, aconselha-se substituí-la por cebolinha. Uma porção de 120 gramas contém cerca de 28 calorias: 1,9 grama de proteína, 4,3 gramas de carboidrato e 0,2 grama de gordura.

Raiz de Lótus

Chamada *renkon* ou *hasu*, a raiz de lótus pode ser cortada em fatias, escaldada em água avinagrada e usada em saladas. Em alguns pratos japoneses, a forma rendilhada das fatias de raiz de lótus — uma impressão criada pelos espaços abertos em seu interior — pode ser aproveitada para propósitos decorativos. Pode ser frita ou fervida.

Inhame-da-montanha

O *yama imo* é cheio de protuberâncias por fora e liso por dentro. Não é um tubérculo, como qualquer outra batata. Pode ser comido cru, com atum ou arroz cozido e ovo. Pode-se ferver ou fritar como um prato separado. Um inhame proporciona cerca de 160 calorias: 3,3 gramas de proteína, 35 gramas de carboidrato e 0,3 grama de gordura.

Cogumelos

Há uma variedade quase interminável de cogumelos populares na cozinha japonesa:

- O *enokitake* é um cogumelo branco fino. Geralmente é servido cru ou cozido em sopas e outros pratos.
- O *kikurage* é um cogumelo escuro e fino, geralmente vendido seco. É crocante e pode ser usado em muitos pratos diferentes.

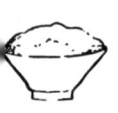

- O *shiitake* é o cogumelo mais comum, sendo vendido seco. Depois de embebido, pode ser servido em saladas, grelhado ou fervido. É comum ser apresentado também como um prato isolado. Diz-se que o *shiitake* reduz os níveis de colesterol no sangue. Pode ser usado em qualquer receita de *sukiyaki* e *tempura*.

Qualquer cogumelo pode substituir uma variedade japonesa. O conteúdo de calorias dos cogumelos é baixo. Uma porção de 120 gramas contém 32 calorias: 3 gramas de proteína, 4 gramas de carboidrato e 0,3 grama de gordura. A porção habitual é provavelmente inferior a 120 gramas, a menos que seja preparada como um prato isolado.

Ervilha
Chamada *endo* pelos japoneses, a ervilha fresca ou congelada é um legume popular nos pratos japoneses. Uma porção de 120 gramas de ervilha cozida contém 80 calorias: 6 gramas de proteína, 11,3 gramas de carboidrato e 0,4 grama de gordura. A ervilha possui alto teor de fibra.

Cebolinha
Chamada *wakegi* e da família da cebola, é geralmente cortada em fatias e picada como uma guarnição de saladas, sopas, molhos e receitas de talharim. Uma porção de 90 gramas — mais do que se pode comer de uma só vez — contém cerca de 27 calorias: 1,7 grama de proteína, 5,5 gramas de carboidrato e apenas um vestígio de gordura.

Sementes de Gergelim
Há duas espécies de *goma* ou sementes de gergelim: branca e preta. As sementes pretas são usadas como enfeite. As sementes brancas são usadas em receitas regulares.

Experimente assar as sementes secas para acentuar o sabor. As sementes de gergelim podem ser usadas para dar sabor a outros alimentos, como pão ou biscoito. Uma colher das de chá tem cerca de 17 calorias: 0,6 grama de proteína, 0,4 grama de carboidrato e 1,6 grama de gordura. Essa quantidade contém 36 miligramas de cálcio.

Ervilha-de-neve

A *saya-endo* é uma vagem nova, cultivada para ser cozida e comida inteira, ao contrário da variedade comum de ervilha. A ervilha-de-neve é também chamada ervilha-de-açúcar.

Soja

Chamada *daizu*, a soja seca já é encontrada em muitas lojas no Ocidente. A soja fresca e verde é chamada *edamame*. A vagem verde pode ser cozinhada e servida como um petisco. Uma porção de 120 gramas de soja cozida contém cerca de 115 calorias: 10,1 gramas de proteína, 6,7 gramas de carboidrato e 5,6 gramas de gordura não-saturada. Se não encontrar soja, substitua-a por feijão-de-lima ou outras leguminosas similares.

Abóbora

A *kabocha* é uma abóbora muito parecida com a abóbora-moranga no gosto e formato, mas é menor, com uma casca marrom ou verde-escura. Se não for possível encontrar a *kabocha*, pode-se substituí-la pela abóbora-moranga ou abóbora-bolota. A metade de uma abóbora-bolota contém cerca de 97 calorias: 3,3 gramas de proteína, 21,6 gramas de carboidrato e 0,2 grama de gordura. Tem alto teor de fibra.

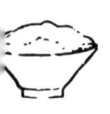

Batata-doce

A *satsuma imo* possui uma casca externa avermelhada e um interior dourado. É freqüentemente cortada em fatias e servida com pratos de *tempura*. Pode ser fervida e comida como um prato doce. Uma porção típica de 120 gramas contém cerca de 125 calorias: 3,3 gramas de proteína, 21,6 gramas de carboidrato e 0,2 grama de gordura (esses valores não contêm açúcar). Pode ser substituída pelo inhame.

Inhame-taioba

Chamado *sato imo*, tem um casca marrom-escura e penugenta e a polpa cinzenta. Pode ser servido e cozido como um prato isolado ou usado em outras receitas. Se não for possível encontrá-lo, sempre se pode substituí-lo por batatas pequenas e novas.

Udo

O *udo* parece o funcho ou o nardo, embora seja cultivado ao sol, sendo branco, com uma aparência delicada. Geralmente é comido cru, temperado apenas com molho de vinagre. Pode-se acrescentá-lo à sopa. Se não for possível encontrar o *udo*, substitua-o por funcho, aipo ou aspargo. Uma porção de seis hastes de aspargos, por exemplo, contém cerca de 18 calorias: 2 gramas de proteína, 3 gramas de carboidrato e apenas um vestígio de gordura.

Wasabi

O *wasabi* é da família do rábano picante e parece com uma raiz de aipo. A própria raiz é que é comestível; deve ser descascada e ralada. Os japoneses usam o *wasabi* em pó na cozinha da mesma maneira que os ocidentais usam a mostarda. O *wasabi* ajuda a dar sabor ao *sushi* e *sashimi*. Pode ser acrescentado ao molho de soja para um molho de mergulhar de *sashimi*. Se não for possível encontrar o *wasabi*, substitua-o pelo rábano picante branco ou mostarda seca picante.

Rábano Picante Branco

Chamado *daikon*, esse vegetal grande é totalmente comestível. Muito popular no Japão, pode ser servido cru, como picles ou cozinhado de muitas maneiras. Ralado, o *daikon* é geralmente servido com peixe ou carne grelhada. Picado, normalmente acompanha os pratos de *sashimi*. Amolecido e cozinhado no vapor, o *daikon* pode ser usado como um prato isolado. Uma porção de 120 gramas contém apenas 21 calorias: 1 grama de proteína, 4 gramas de carboidrato e um vestígio de gordura não-saturada. Se não for possível encontrar o *daikon*, pode-se substituí-lo por nabo branco.

CAPÍTULO 6

Os Elementos Essenciais da Cozinha Japonesa

A "magia" da soja

Entre todos os vegetais mencionados, o mais importante é a soja. Essa vagem "mágica" não apenas pode ser cultivada em solo muito pobre, como também proporciona um alimento dos mais versáteis, que pode ser servido de alguma maneira em quase todas as refeições japonesas. Chamada de "carne da terra", a soja é uma valiosa fonte de proteína.

Os cientistas já afirmaram que se todas as pessoas no mundo preferissem a soja à carne, o planeta poderia sustentar dezesseis bilhões de habitantes, em vez da estimativa atual de quatro bilhões e meio. Um acre de soja, como exemplo, pode manter vivo um homem moderadamente ativo por 2.200 dias; um acre de pastagem de gado só o manteria vivo por 75 dias.

A soja é o alimento vegetal natural mais rico que o homem conhece. A vagem produz não apenas um vegetal comestível, mas também óleo, que pode ser usado para cozinhar e como base para margarina. Misturada com grãos de cereal, a soja pode ser fermentada para produzir molho de soja. A vagem pode ser pulverizada num leite que se parece com o leite de vaca.

Esse vegetal também constitui a base do *miso*, um ingrediente feito de soja e grãos de cereal fermentado com água e sal, para uso em sopas e molhos. Seu resíduo, *tamari*, o líquido que sobe durante a fermentação, foi provavelmente a inspiração para o molho de soja. *Moyashi*, os rebentos tenros de soja, é um alimento cultivado em vasos dentro de casa.

O vegetal só precisa de pouca umidade e boa drenagem para crescer e florescer. Em poucos dias, uma xícara de soja pode produzir de um e meio a dois quilos de brotos! As vagens secas são moídas, embebidas em água, cozinhadas e transformadas em purê, depois peneiradas em pano para se obter o leite de soja. Esse leite é coalhado com a ajuda de um coagulante natural para produzir o *tofu*, outro elemento importante da dieta japonesa. Cozinhada no vapor e fermentada, a soja torna-se *natto*, um condimento que todos os japoneses parecem adorar.

Shoyu

Um dos principais condimentos da dieta japonesa — *shoyu* (molho de soja) —, é um descendente direto da soja. Com seu gosto salgado, ligeiramente perfumado, forte, espalhou-se do Oriente para o mundo inteiro. O Oriente usa o *shoyu* tanto quanto o Ocidente usa sal e pimenta.

O molho de soja é produzido da seguinte maneira: primeiro, ferve-se a soja até que esteja tenra, depois se mói até se obter um pó fino. Enquanto isso, trigo ou cevada é grelhado até ficar marrom-escuro, depois moído. Os dois ingredientes — soja e cereal — são misturados e postos num lugar quente, onde se adiciona a semente de malte. Essa substância, agora já uma papa, é deixada a fermentar. Acrescenta-se sal e a mistura fica maturando por dezoito meses. É mexida e batida ocasionalmente durante esse período.

Ao final do período de fermentação e maturação, a papa resultante é espremida através de um pano, despejada numa tina e deixada a assentar. O líquido resultante está pronto para ser usado como molho de soja ou *shoyu*.

Miso

Outro tempero e alimento de muitos usos na cozinha japonesa é o *miso*, uma pasta feita com a fermentação de soja e outros grãos. Depois que a soja é misturada com malte de arroz ou cevada, acrescenta-se sal, água e *Aspergillus oryaze* (um agente de bolor), deixando-se fermentar.

Há três classificações principais de *miso*:

- *Aka*: vermelho a marrom-escuro, um tipo picante.
- *Chu*: dourado, um tipo suave.
- *Shiro*: de branco a castanho-claro, um tipo ainda mais suave e ligeiramente adocicado ao paladar.

Uma informação das mais agradáveis é o fato de o *miso* ser composto primariamente por óleos que não contêm gordura saturada ou colesterol. O *miso* pode ser comido como um condimento ou iguaria independente; pode ser usado como agente de condimentação, agente de conserva, base de sopa ou molho — uma espécie de cubo de caldo de carne —, engrossante de sopa ou molho, tempero para saladas ou escabeche.

Tofu

Outro importante derivado de soja é a coalhada, que os japoneses chamam de *tofu*. Como é uma fonte de proteína de alta qualidade, o *tofu* tornou-se um produto encontrado em muitas lojas de alimentos naturais do Ocidente. O *tofu* é rico também em minerais e vitaminas importantes. Não tem colesterol, possui pouca gordura saturada e calorias, e é de fácil digestão. Esses três fatores são os motivos principais para sua inclusão numa dieta natural.

A composição nutritiva do *tofu* depende em grande parte do conteúdo de água. O *tofu* chinês é mais concentrado do que o *momen-tofu* japonês. Os valores citados aqui são do *momen-tofu* japonês. Uma porção de 120 gramas contém 12 por cento do consumo diário recomendado de proteína, 17 por cento de ferro e cálcio, 6 por cento de tiamina, 2 por cento de riboflavina. Uma porção de 120 gramas contém 86 calorias: 7,6 gramas de proteína, 1 grama de carboidrato, 5,6 gramas de gordura não-saturada, 134 miligramas de cálcio e 1,6 miligrama de ferro.

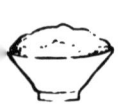

O *tofu* é encontrado sob a forma de um bolo de creme, muitas vezes embalado num recipiente de plástico. Depois de aberto o recipiente, deve-se guardar coberto com água e na geladeira. Um ingrediente na cozinha, é geralmente acrescentado a receitas simples, para realçar sopas, saladas e omeletes. Há muitas formas diferentes de *tofu* no Japão:

- *Momen-tofu*: o *tofu* comum
- *Kinugoshi-tofu*: um tipo "suave"
- *Tofu* ao estilo chinês: uma variedade concentrada
- *Abura-age* ou *age*: bolinhos fritos de *tofu*
- *Atsu-age* ou *nama-age*: bolachas ou cubos fritos de *tofu*
- *Ganmo*: hambúrgueres fritos de *tofu*
- *Yaki-dofu*: *tofu* grelhado (note-se a substituição do "t" pelo "d" na grafia)
- *Koya-dofu*: *tofu* congelado

Embora não seja um ingrediente mágico, o *tofu* é uma das principais armas do arsenal da dieta japonesa para a boa saúde.

Dashi: o segredo do sabor japonês

Há mais um elemento alimentar básico e de importância primária não apenas na cozinha japonesa, mas também na dieta. Trata-se do *dashi*, uma sopa básica e caldo essencial para a cozinha japonesa. É considerado pelos cozinheiros "a base da cozinha japonesa".

Literalmente, *dashi* significa caldo, inclusive de galinha, legume ou qualquer outro tipo. Os japoneses, no entanto, relutam em usar essa palavra para qualquer caldo, exceto os que são usados no cozinha japonesa. Quando usado na cozinha japonesa, o caldo de galinha é conhecido como "*dashi* de galinha"; caso contrário, o termo é mesmo "caldo de galinha".

O *dashi* mais usado é feito de escamas secas de bonito, chamadas *katsuobushi*, e uma alga marinha escura e seca, chamada *kombu*. Cabe ressaltar que o ingrediente não tem exclusivamente uma base vegetal, pois é misturado com peixe. O *dashi* pode ser feito também de diversos outros alimentos, inclusive cogumelos, peixe seco, peixe fresco, só algas marinhas, galinha e assim por diante.

O *dashi* proporciona à sopa um sabor indiscutivelmente oriental. Para o paladar ocidental típico, pode parecer um pouco forte quando provado pela primeira vez. Pode-se sempre diluir em água ou se usar com parcimônia, até se acostumar.

As receitas dos dois *dashi* mais básicos — caldo de sopa, chamado *ichiban dashi*, e caldo de alimentos, sólidos, chamado *niban dashi* — estão no Capítulo 10.

Disponibilidade dos quatro elementos essenciais

Esses quatro elementos essenciais — *shoyu* (molho de soja), *tofu* (coalhada de soja), *miso* (pasta de soja) e *dashi* (caldo) — são os principais ingredientes da cozinha japonesa. Encontra-se o molho de soja no Ocidente em lojas especializadas, embora os japoneses costumem usar uma variedade bem mais suave. O *tofu* e o *miso* podem ser encontrados em lojas de alimentos naturais. Os ingredientes para o *dashi* são às vezes difíceis de se encontrar. Se não for possível, sempre se pode substituir o *dashi* por caldo de galinha.

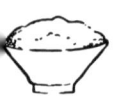

Capítulo 7

Frutos do Mar: O Alimento Perfeito

Nunca se deve esquecer que o Japão é um país de quatro ilhas principais e mais de três mil ilhas pequenas. Com pouca terra para cultivar alimentos ou criar gado, os japoneses há séculos recorrem ao mar para obter uma elevada proporção de sua nutrição. A dieta japonesa pode incluir frutos do mar, aves e carne, mas o principal mesmo é o que vem do mar.

Os alimentos que vêm do mar incluem não apenas os peixes e crustáceos, mas também as algas marinhas. Todos esses três alimentos são usados na dieta cotidiana do japonês médio.

É espantosa a variedade de peixes e crustáceos nas águas em torno das ilhas do Japão. Os japoneses acham que devem comer os alimentos do mar da mesma forma que comem os alimentos da terra — na forma mais próxima possível da natureza. Um *gourmet* japonês come peixe fresco, em seu estado natural, ou seja, cru — *sushi* e *sashimi* —, assim como um *gourmet* europeu come *steak tartare*.

Os alimentos do mar possuem altos valores nutritivos e também muitos elementos não-calóricos que ajudam a manter uma boa dieta de controle de peso. Uma porção de peixe preparada ao estilo japonês (haverá mais adiante uma descrição a respeito) e servida ao estilo japonês, limitada no máximo a 120 gramas, tendo em muitos casos apenas 60 gramas ou menos, pode conter apenas cerca de 100 calorias.

O peixe também possui alto teor de proteína. Por esse motivo, os alimentos do mar, em todas as suas formas — peixes, crustáceos e algas marinhas —, podem ser um elemento dos mais valiosos numa dieta de manutenção do peso.

Peixe — o alimento do mar número 1

O peixe, particularmente o de água salgada, pode ser comido cru ou cozido de várias maneiras. O peixe de água doce, por outro lado, só deve ser comido cru com extremo cuidado, por causa da possível presença de parasitas.

Aqui está uma relação dos peixes especiais preferidos pelos japoneses.

Albacora

Um tipo de atum, a albacora é muito apreciada pelos adeptos do *sushi* e *sashimi* de Tóquio. A albacora tem uma cor de pêssego a rosa, a carne macia. Os japoneses chamam-na de *shiro maguro*. Uma porção de 100 gramas de albacora contém 180 calorias: 23 gramas de proteína, nenhum carboidrato e 9 gramas de gordura.

Barracuda

Kamasu é outro peixe muito apreciado no Japão, mas os japoneses preferem a variedade menor, com cerca de 20 centímetros de comprimento. A barracuda gigante, tão conhecida dos americanos, não é um alimento popular nas ilhas.

Carpa

Chamada *koi*, a carpa, por causa de sua vida longa e capacidade de nadar contra a correnteza, é um símbolo de sucesso na carreira, considerada pelos japoneses uma representação das virtudes masculinas. Prefere-se a carpa crua nos pratos de *sushi* e *sashimi*. Também é servida cozinhada, muitas vezes com *miso*. Esse peixe chega às vezes a completar cinqüenta anos de existência e pesar 20 quilos. Muito apreciada, tem a carne firme e espinhas fáceis de remover. A preferência, no entanto, é pela variedade menor. Uma porção de 100 gramas contém cerca de 115 calorias: 18 gramas de proteína, nenhum carboidrato e 4 gramas de gordura.

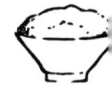

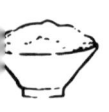

Bacalhau

Quase todo o bacalhau japonês ou *tara* é do tipo atlântico. É o peixe mais comercial do mundo, com sua carne branca bem tenra. O bacalhau é da família do hadoque. Servido de muitas maneiras diferentes, o bacalhau é freqüentemente usado pelos japoneses em bolos de peixe, *kamaboko* e *chikuwa*. Uma porção de 100 gramas contém cerca de 78 calorias: 17,6 gramas de proteína, nenhum carboidrato e 0,3 grama de gordura.

Enguia

A enguia de água doce é chamada *unagi* e a enguia de água salgada é a *anago*. Os japoneses preferem a *unagi*. Mas podem ser utilizados os dois tipos. São geralmente preparadas com uma ligeira camada de molho doce chamado *tare*. A *anago* (enguia de água salgada) é então usada no *sushi*. A *unagi* (enguia de água doce) é comumente servida assim, sendo chamada de *kabayaki*; pode ser colocada sobre o arroz quente e se chama então *unadon*; raramente é servida em *sushi*. Uma porção de 60 gramas de enguia defumada — o preparo mais familiar para os americanos — contém 188 calorias: 10,6 gramas de proteína, nenhum carboidrato e 15,8 gramas de gordura.

Polvo

Tako, polvo, é um dos moluscos do mar, possuindo oito tentáculos. Por causa de sua aparência pouco apetitosa, muitas pessoas não admitem comê-lo. Os japoneses, no entanto, apreciam o seu sabor desde os tempos pré-históricos. São os tentáculos que constituem um prato delicioso. O *tako*, no estilo mais apreciado, chamado *sudako*, é bastante simples: fatias fritas dos tentáculos, cozidos em água com sal, servidas com molho de soja avinagrado e gengibre ralado.

Lula

Ika, lula, varia no tamanho, de um ou dois centímetros de diâmetro a alguns metros. Embora não seja um polvo, a lula se parece com ele, e também possui tentáculos. No caso da lula, no entanto, a parte mais apreciada é a carne, não os tentáculos. A carne branca da *ika* pode ser comida crua e cozida. Seca, torna-se um delicioso antepasto. Há mais de 350 espécies diferentes de lula.

Truta e Salmão

Chamada *masu*, a truta pertence à mesma família que o salmão. O salmão — *sake* em japonês (não confundir com o vinho de arroz, o saquê) — e a *masu* são muito parecidos e freqüentemente difíceis de distinguir. De um modo geral, o *chum salmom*, uma variedade do Oceano Pacífico, é identificado como *sake* e muitas das variedades menores (de 60 centímetros para baixo) são consideradas *masu*. Enquanto o *sake* é sempre um peixe que nada contra a correnteza, muitas variedades de *masu* são peixes de água doce.

Os dois peixes são muito apreciados na cozinha japonesa. O salmão apanhado no mar é mais popular que o salmão de rio. A truta de água doce, por outro lado, é mais apreciada que a truta de água salgada.

Uma porção de 100 gramas de truta arco-íris contém cerca de 195 calorias: 21,5 gramas de proteína, nenhum carboidrato e 11,4 gramas de gordura.

Atum

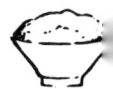

O atum, da mesma família que a cavalinha, é chamado *maguro*, sendo provavelmente o peixe mais popular para o *sushi* e *sashimi*. Possui uma carne avermelhada, *akami*; uma carne suculenta e rosa-clara em torno da barriga, *toro*; e uma carne rosa entre *toro* e *akami*, chamada *chu-toro*. A carne em torno da barriga só é chamada *toro* quando contém grande quantidade de gordura e a cor é rosa-clara. Todas as três partes são muito apreciadas no *sushi* e *sashimi*. Um aviso às pessoas que se preocupam com o controle de peso: uma posta de *toro* tem mais que o dobro do conteúdo de calorias de uma posta igual de *akami*. Uma porção de 100 gramas de *akami* tem 133 calorias: 28,3 gramas de proteína, 1,4 grama de gordura e um vestígio de carboidrato. Já uma porção de 100 gramas de *toro* tem 322 calorias: 21,4 gramas de proteína, 24,6 gramas de gordura e um vestígio de carboidrato.

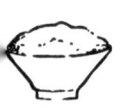

A família do atum-serra, *katsuo*, inclui o sempre popular e importante bonito. As escamas do bonito são um ingrediente importante no preparo do *dashi*, a sopa básica e caldo para cozinhar. O *katsuo* é melhor na primavera, como um *sashimi* chamado *tataki*. O *maguro* é melhor no inverno.

Savelha

A savelha, outro peixe que pertence à mesma ordem que o atum, embora seja de uma família diferente, é um dos alimentos mais apreciados na cozinha japonesa. O peixe adulto, com mais de um metro de comprimento, é chamado *buri*. O menor, em torno de 75 centímetros, é *hamachi*. O peixe grande geralmente é grelhado. A melhor maneira de comer o *hamachi* é cru, no *sushi* e *sashimi*. As variedades menores são *warasa*, *inada* e *wakashi*.

Crustáceos — o alimento do mar número 2

Os crustáceos podem ser comidos crus ou cozidos, embora determinadas espécies sejam geralmente pré-cozidas até um determinado ponto. A maioria dos crustáceos ajuda numa dieta de controle de peso, porque possui um baixo conteúdo de calorias e elevados teores de proteínas. Tudo depende da maneira como se serve. Alguns crustáceos, infelizmente, possuem um índice de colesterol relativamente alto e devem ser consumidos com muito cuidado pelas pessoas que têm problemas de colesterol.

Mariscos
Cada variedade de marisco possui um nome e reputação diferentes. Quatro ou cinco amêijoas-vermelhas cruas contêm 56 calorias: 7,8 gramas de proteína, 4,1 gramas de carboidrato e 0,6 grama de gordura. Uma porção de 120 gramas de haliote contém 110 calorias: 20,9 gramas de proteína, 3,8 gramas de carboidrato e nenhuma gordura. Uma porção de 120 gramas de vieira contém 91 calorias: 17,1 gramas de proteína, 3,7 gramas de carboidrato e 0,2 grama de gordura.

Aqui estão os oito tipos de mariscos mais populares no Japão:

- Haliote: o *awabi* tem uma cor de pêssego a acinzentada. É bastante apreciado pelos habitantes da costa oeste japonesa.
- Pepitona: o *akagai* tem uma cor de pêssego a avermelhada e é exportado congelado para outros países.
- Berbigão: o *torigai* é de cor preta e branca, um pouco duro.
- Pescoço-de-cavalo: o *mirugai* tem uma cor de pêssego clara. O pescoço comprido é geralmente comido cru.
- Praia de Pismo: o *hamaguri* é o marisco da Praia de Pismo, outra delícia da costa oeste japonesa.
- Marisco vermelho: o *aoyagi* tem na verdade uma cor alaranjada, embora seja chamado de "vermelho". É geralmente fervido antes de ir à mesa.
- Vieira grande: *kaibashira*, também chamado *tairagai*.
- Vieira pequena: *kobashira*, tem uma cor dourado-clara. É o mesmo nome que se dá para o músculo suculento que abre e fecha o marisco grande.

Caranguejo
Geralmente chamado *kani*, mas também conhecido como *gani*, o caranguejo tem 800 variedades. Tradicionalmente se come cozido. É também usado em muitos tipos de saladas. Uma porção de 120 gramas de caranguejo enlatado contém cerca de 92 calorias: 17 gramas de proteína, 0,5 grama de carboidrato e 1,9 grama de gordura.

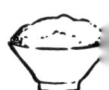

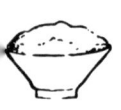

Ostra

Chamada *kaki*, a ostra é considerada melhor quando se come crua, embora também possa ser servida cozida. Seis ostras de tamanho médio contêm 67 calorias: 8,4 gramas de proteína, 3,5 gramas de carboidrato e 2 gramas de gordura.

Camarão

De um modo geral, os japoneses agrupam o camarão, o camarão-gigante, o pitu e às vezes as lagostas na mesma categoria, *ebi*. O camarão japonês comum e o camarão vermelho são geralmente comidos crus. Mas também se pode secar a carne do camarão, moer e servir de muitas maneiras diferentes.

Ama-ebi é um camarão rosado que se come cru, como uma iguaria no *sushi*. Quando o japonês come camarão vivo, chama-se *odori*, o que se pode traduzir como "dança"; o camarão é decapitado, descascado e estripado tão depressa que ainda está se mexendo quando é comido.

O camarão é um elemento fundamental em muitas receitas, especialmente *tempura* (camarão frito), *teppan yaki* (camarão grelhado) e *teriyaki* (camarão marinado). Os japoneses estão convencidos, assim como James Beard, de que "o pecado imperdoável ao se preparar camarão é cozinhar demais".

O camarão também é um alimento com poucas calorias: cinco camarões grandes, fervidos, contêm cerca de 70 calorias. Se fritos, no entanto, passam a ter mais de 300 calorias.

Uma porção de 100 gramas de camarão comum cozido contém 107 calorias: 23 gramas de proteína e vestígios de carboidrato e gordura.

Uma porção de 100 gramas de camarão fresco frito contém 224 calorias: 20,3 gramas de proteína, 10 gramas de carboidrato e 11 gramas de gordura.

Uma diferença e tanto!

Algas marinhas — o alimento do mar número 3

É difícil obter-se algas marinhas como alimento num país ocidental, embora se possam comprá-las em algumas lojas de alimentos naturais.

A alga marinha é um ingrediente especialmente importante do *dashi*, o caldo de sopa japonês, como já se disse antes. Mas pode ser servida também como prato separado ou como parte de um prato principal. Pode também aparecer em várias misturas de salada e outros pratos de vegetais.

A alga marinha é um tipo de vegetação que pode ser dividido em três grupos principais — verde, vermelho e castanho. Há muitas variedades de alga marinha usadas na cozinha japonesa, mas são quatro as principais: *hijiki, kombu, nori* e *wakame*.

Hijiki

De cor meio preta e seca, essa vegetação marinha parece com o alcaçuz. É geralmente cozinhada no *dashi* com outros vegetais. Deve-se deixar de molho em água quente antes de se usar. Leva-se algum tempo para se acostumar com o gosto.

Kombu

É uma alga castanha, usada primariamente como um ingrediente ativo no *dashi*. Pode ser também servido como prato de vegetal, em receitas de *sushi* ou receitas de *sunomono*. O *kombu* picado pode ser usado em sopas e pratos *sautés*. Pode ser transformado também numa bebida parecida com o chá.

Nori

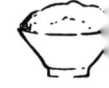

A *nori* é chamada de alga vermelha. Geralmente é vendida seca, uma folha fina, de um preto-esverdeado, com cerca de 40 a 60 centímetros quadrados. Essas folhas podem ser usadas para enrolar o *sushi*. As folhas também podem ficar tostadas, sendo colocadas por pouco tempo sobre um calor seco (fogão elétrico ou braseiro, mas não de gás, que produz muita umidade), sendo depois moídas sobre outros alimentos, para um sabor adicional.

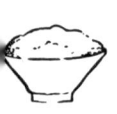

Wakame

É uma vegetação marinha seca, usada principalmente em saladas e sopas. Vem em molhos compridos e encrespados. Quando se põe de molho na água, as folhas se abrem. A *wakame*, como muitas outras algas marinhas, deve sempre ser deixada de molho na água por algum tempo, antes de se usar... pelo menos para a maioria dos pratos.

Há outros tipos de algas, como *mozuku* e *miru*, servidas principalmente na *sunomono*, uma espécie de salada japonesa. De um modo geral, entre todos os alimentos, as algas marinhas são as mais livres de calorias e as mais ricas em minerais e vitaminas.

CAPÍTULO 8

Sushi e *Sashimi*: A Comida Crua

Um dos pratos japoneses mais surpreendentes — pelo menos para a maioria dos ocidentais — é o de frutos do mar frescos, isto é, peixes e crustáceos que são servidos *crus*. O peixe cru não é uma iguaria aceita pelo paladar ocidental, mas o hábito de comer peixe cru irradiou-se do Japão para o resto do mundo e é agora bastante comum em muitas cidades do Ocidente.

A palavra *sushi* tornou-se associada ao consumo de peixe cru, mas há na verdade duas palavras que se deve evocar — *sushi* e *sashimi*. Cada uma descreve frutos do mar frescos servidos de uma maneira diferente.

Sushi pode ser uma refeição completa por si mesma; o *sashimi* é em geral servido como um segundo ou terceiro prato de uma refeição. Mais especificamente: os frutos do mar frescos, cortados e colocados de maneira ornamental sobre um bolo de arroz, como a parte principal de uma refeição, têm o nome de *sushi*; os frutos do mar frescos servidos numa tigela ou prato, como parte de uma refeição, são chamados *sashimi*.

Vamos falar primeiro sobre o *sashimi*.

Sashimi

O *sashimi* é considerado uma iguaria japonesa, e não um *hors d'oeuvre*, como presumem os ocidentais. Geralmente é servido como peixe cru em fatias, com alga marinha, rabanete ou outro vegetal picado.

As fatias de peixe cru são arrumadas de maneira artística, no meio da alga marinha, alface ou rabanete picado, a fim de dar a impressão de um peixe nadando num córrego profundo. Parte do prazer de comer o *sashimi* é contemplar primeiro o arranjo, depois desfrutar o sabor do prato.

Geralmente se mergulha o *sashimi* num molho de *shoyu*, misturado com *wasabi*, rábano picante quente. Para surpresa da maioria dos ocidentais, o *sashimi* não cheira como peixe morto. Esse é apenas um preconceito arraigado, que leva muitas pessoas a se absterem de comer *sashimi*.

O molho de mostarda ou rábano picante servido com o *sashimi* também não é usado para disfarçar o cheiro; em vez disso, é usado para acentuar o sabor do peixe cru, muito delicado e suave ao paladar.

O *sashimi* não se limita a peixe ou crustáceo cru. Os melhores *sashimis* são feitos de camarão, pitu, ostras, perca, atum e peixe-espada, mas também se serve carne crua de frango da mesma forma.

A melhor ocasião para se comer *sashimi*, em qualquer refeição, é no outono ou inverno. Se você está pensando em servi-lo, lembre-se de comprar o melhor peixe fresco que puder encontrar... e sirva enquanto ainda está fresco!

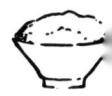

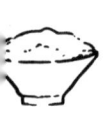

Sushi

O *sushi* pode ser considerado parte de uma refeição completa, mas ainda é tido pelos japoneses como um tipo de lanche. Não chega a ser um antepasto ou *hors d'oeuvre*, sendo mais o equivalente a um hambúrguer, cachorro-quente ou pizza que se come fora das refeições.

O elemento essencial no *sushi* é o arroz avinagrado. Os ingredientes para o *sushi* não se limitam necessariamente ao peixe cru. Pode haver vegetais, ovos, peixe cozido ou combinações. Pode-se misturar com arroz, pôr em cima de bolos de arroz retangulares ou de outros formatos, até mesmo se fazer um envelope para rechear com arroz.

São três os tipos mais comuns de *sushi*: *norimaki*, *chirashi* e *nigiri*. O que os torna diferentes é a forma de preparar (enrolado, misturado, em cima de bolos de arroz etc.)

- *Norimaki-zushi*: O arroz avinagrado é espalhado sobre uma folha de alga marinha comestível chamada *nori*, depois são colocados os ingredientes, como fatias de cogumelos, purê de peixe, ovos cozidos e espinafre, no meio do arroz, enrolando-se a folha inteira.
- *Chirashi-zuki*: O arroz avinagrado é posto em *donburi* (tigelas) individuais, depois se arruma por cima, de maneira meticulosa e artística, pedaços de *tofu* temperado frito, peixe e crustáceos, ovo cozido, castanha de água e assim por diante, salpicando-se sobre tudo gengibre ralado.
- *Nigiri-zushi*: É feito de bolas de arroz avinagrado, sobre as quais se põe peixe ou crustáceo cru. O *wasabi* é colocado entre o arroz e o peixe. Esse tipo de *sushi* é atualmente o mais popular de Tóquio.

Os japoneses usam a expressão "sanduíche de arroz" ao descreverem o *nigiri-zushi* para os americanos. O arroz serve como o pão e o alimento do mar cru como o ingrediente do sanduíche, conforme já foi explicado. Há centenas de restaurantes ou bares de *sushi* em Tóquio, espalhados por toda parte. A loja comprida e estreita é dividida ao meio por um balcão de cipreste, por trás do qual trabalha o cozinheiro de *sushi*. O freguês senta no outro lado do balcão. Metade da diversão num bar de *sushi* é observar o cozinheiro trabalhar, depois que o freguês escolheu seu peixe predileto.

Ao lado do cozinheiro há uma tina cheia de arroz avinagrado, preparado com antecedência. Em cima do balcão há vidros de *shoyu* e tigelas de gengibre picado. Depois que o pedido é feito, o cozinheiro pega um punhado de arroz e modela numa bola ou num oval, corta o peixe escolhido com uma faca afiada e ajeita por cima do bolo de arroz.

Ele põe o *sushi* numa bandeja laqueada, com um arranjo artístico de folhas verdes. Junto com o *sushi*, serve uma xícara grande de chá quente. O freguês pode optar por um copo de cerveja gelada, ao estilo ocidental.

O freguês pega o "sanduíche" com a mão, mergulha numa tigela com *shoyu* e come — provavelmente de uma só vez. O amador deve evitar mergulhar no molho a parte de arroz do sanduíche; é somente a parte de peixe que deve ser molhada. Caso contrário, o peixe escorregará do bolo do arroz.

Além do balcão de cipreste, a maioria dos bares de *sushi* é projetada de maneira a parecer um chalé rural japonês ao estilo antigo. Muitos têm mesinhas perto do balcão, ao longo do qual se enfileiram bancos.

Os veteranos do *sushi* preferem sentar no balcão e pedir porções individuais de um peixe ou outro, conforme a sua fantasia. Os peixes ficam à mostra numa caixa comprida, de tampo de vidro. Há linguado, perca, pargo, atum, assim como camarão, lula, polvos e mariscos diversos.

Sushi como prato principal

O freqüentador desses bares come o *sushi* mais ou menos como um lanche entre refeições. Mas o *sushi* também pode ser comido como o prato principal de um jantar. Nesse caso, geralmente serve-se um primeiro prato — algo cozido, cozido no vapor ou grelhado. Pode-se depois acrescentar ao jantar algum tipo de salada — espinafre com molho de gergelim, por exemplo — e se encerra com uma sopa clara.

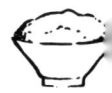

O *nigiri-zushi*, atualmente o tipo mais popular de *sushi*, foi desenvolvido em Tóquio no início do século XIX. Foi inventado como uma forma de comida de preparo rápido, a fim de atender as pessoas que assistiam aos espetáculos de Kabuki. Os freqüentadores do Kabuki saíam do teatro no intervalo que precedia o terceiro ato, comiam rapidamente e voltavam para assistir ao final da peça. Na versão original do *sushi* não havia qualquer requinte — fazia-se a bola de arroz de qualquer maneira, acrescentavam-se as fatias de peixe e estava pronto.

A palavra *sushi* vem de *su*, que hoje significa "vinagre", e *shi*, que significa "controlar" ou "arrumar". Na verdade, vinagre é uma interpretação moderna do caractere japonês para *su*, que vem do chinês *ju*, significando originalmente "vida longa".

Variações sobre o tema *sushi*
Há variações especiais do *sushi* que lhe proporcionam versatilidade e vida longa. Numa delas, o cozinheiro corta um quadrado de alga marinha, ajeita arroz por cima e depois põe o fruto do mar ou qualquer outro ingrediente no meio do arroz. Acrescenta-se *wasabi* e a alga marinha é enrolada num cilindro, que pode ser cortado em pedaços ou comido inteiro.

O alimento que vai dentro do cilindro dá o nome ao tipo de *sushi*. Se é uma omelete de peixe e ovo, o *sushi* é chamado *date maki*. Se é atum fresco, o nome é *tekka maki*. Se é abóbora, chama-se *nori maki*. Se é pepino, chama-se *kappa maki*. (*Maki* significa "um rolo".)

Usando a mesma base, o cozinheiro pode enrolar a alga de maneira a formar um cone, parecido com uma casquinha de sorvete ocidental. O *sushi* assim formado tem o nome de *temaki-zushi*.

Outra variação é arroz avinagrado numa bolsa feita de *tofu* seco, o que se chama *inari-zushi*. Também se serve arroz avinagrado enrolado por folhas de bambu, o que se chama *sasa maki zushi*. Se o fruto do mar está espalhado por uma tigela de arroz avinagrado, o prato passa a se chamar *chirashi-zushi*.

Os tipos mais populares de alimentos do mar crus pra o *sushi*
Os pratos mais conhecidos e preferidos de *nigiri-zushi* no Japão são os seguintes (os nomes se referem ao fruto do mar cru que forma o *sushi*):

- *Akagai*: *sushi* de pepitona
- *Anago*: *sushi* de congre grelhado
- *Awabi*: *sushi* de haliote
- *Buri*: *sushi* de savelha
- *Chu-toro*: *sushi* feito da parte lateral de atum
- *Ebi*: *sushi* feito de camarão cozido, cru ou vivo
- *Hamachi*: *sushi* feito de savelha pequena
- *Ika*: *sushi* de lula
- *Ikura*: *sushi* de ova de salmão
- *Maguro*: *sushi* de atum
- *Tai*: *sushi* de pargo
- *Tako*: *sushi* de polvo
- *Toro*: *sushi* feito do lado de baixo do atum
- *Uni*: *sushi* de ouriço-do-mar

Pode-se até pôr uma omelete grossa e adocicada sobre o arroz para produzir um *sushi* muito especial — o *tamago yaki*.

Sushi numa dieta de controle de peso
Uma consulta aos valores de calorias e proteínas dos alimentos do mar oferece o motivo básico para se optar pelo *sushi* em vez de outros alimentos de serviço rápido, como hambúrgueres, pizzas e frango frito.

A maioria dos peixes frescos contém baixo índice de calorias. A combinação de baixo índice de calorias e alto de proteínas torna os peixes e outros alimentos do mar a mais valiosa fonte de nutrientes para uma pessoa saudável. Como o arroz, o maior ingrediente do *sushi*, é uma massa de alimento que proporciona a sensação de saciedade, a sua combinação com o peixe cru é altamente propícia ao controle do peso.

Contudo, deve-se tomar cuidado com o uso exagerado de *shoyu*. O molho de soja, como já foi mencionado antes, possui elevado teor de sódio. E uma única gota de *shoyu* é suficiente para se apreciar seu sabor. É preciso praticar um pouco para que os pedaços não fiquem muito encharcados com *shoyu*.

Parte Três

Sayonara à Gordura!

CAPÍTULO 9

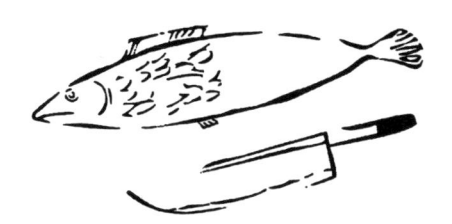

A Cozinha Que Limita o Peso

Ao contrário dos americanos e de muitos outros povos ocidentais, os japoneses basicamente preparam seus cardápios de acordo com as estações do ano. As diversas estações são ressaltadas não apenas pela escolha dos alimentos e da maneira de cozinhar, mas também pelos arranjos decorativos dos vegetais, carnes e frutos do mar.

Há diversos conceitos fundamentais no planejamento da refeição japonesa. A partir do momento em que são compreendidos, descobre-se que há variações infinitas para uma cozinha imaginativa.

Aqui está uma série de idéias mais importantes na organização do cardápio japonês:

Arroz

O arroz é servido em todas as refeições japonesas, a não ser quando talharim ou outro prato com base em arroz seja o principal. Quase que invariavelmente o arroz é servido quente e simples. Também é cozinhado sempre à maneira tradicional, praticamente sem qualquer variação.

Sopa

A sopa é servida em quase todas as refeições japonesas. Há basicamente dois tipos: *misoshiru* e *sumashi jiru*. Os ingredientes, obviamente, são ilimitados. De um modo geral, a sopa não é servida em primeiro lugar. Pode suceder ou preceder o prato principal.

Picles

Os picles — que são chamados de *tsukemono* — são servidos em quase todas as refeições, geralmente com uma tigela de arroz quente. Os picles japoneses são diferentes dos picles ocidentais. (Há uma análise a respeito no final deste capítulo.)

Pratos

Como já foi mencionado, os japoneses dispensam uma atenção especial às estações no planejamento dos cardápios. A maioria dos vegetais e frutos do mar é servida na estação, quando são mais abundantes e frescos. A seleção dos vegetais e frutos do mar depende do que se encontra disponível em maior quantidade e melhor qualidade. O tipo de preparação também varia com a estação.

Pratos de inverno: Durante o inverno, a maioria das refeições baseia-se em pratos quentes. Estão incluídas as refeições cozidas num caldeirão, com os comensais consumindo a comida quente diretamente da fonte. Esse tipo de cozinha é chamado de *nabemono*. (Ver uma análise a respeito mais adiante.)

Pratos de verão: Durante o verão, a maior parte das refeições baseia-se em pratos frios ou na temperatura ambiente. Estão incluídas as refeições de talharim frio, *sushi*, *sashimi*, *sunomono* (salada avinagrada) e picles.

Outro ponto importante na seleção do cardápio é que os japoneses só incluem o que se poderia chamar de um prato principal. Quando servem o *sukiyaki* ou *tempura*, por exemplo, eles preparam os pratos secundários com antecedência, servindo-os na temperatura ambiente. Assim, durante a refeição, podem concentrar-se no preparo do prato principal.

Molhos

A cozinha japonesa geralmente tenta variar a monotonia dos molhos e escabeches usados numa refeição. Se o prato principal é temperado com molho de soja, os pratos secundários podem ser condimentados com *miso* ou um caldo *dashi*.

Alimentos

Não apenas os molhos e escabeches devem ser variados de um prato para outro, mas também os alimentos. Se o prato principal é de peixe, deve-se servir frango ou camarão como antepasto.

Métodos de cozinhar

Os japoneses costumam usar diversos métodos de cozimento no preparo de seus pratos. Há diferentes maneiras de se preparar os alimentos na cozinha japonesa. Veja um estudo amplo a respeito no final deste capítulo.

Serviço

Ao servir a comida, os japoneses geralmente tentam manter cada prato separado, a fim de conservar os sabores e as características individuais.

Bebidas

A maioria das refeições japonesas termina com alguma espécie de bebida — geralmente chá verde. Mas também se pode servir saquê em qualquer refeição. O chá quase sempre é bebido no fim da refeição, depois que são comidos os remanescentes de arroz. Mas às vezes pode ser servido durante a refeição, como num bar de *sushi*.

Treze variações dos métodos básicos de cozinhar

Os japoneses possuem palavras especiais para classificar o tipo de prato com base no método usado para cozinhá-lo ou prepará-lo. A maioria desses métodos é conhecida no Ocidente. Como já foi mencionado antes, há dois métodos importantes de cozinhar que não existem na cozinha japonesa típica: cozinhar no forno e assar.

O motivo para isso relaciona-se com os métodos e utensílios da cozinha japonesa. De um modo geral, não se usa um forno fechado, cozinhando-se os alimentos em panelas diretamente sobre o fogo ou espetos sobre o fogo ou calor. Assim, cozinhar no forno e assar, que exigem um elemento fechado de calor, quase sempre estão excluídos.

É claro que no Japão de hoje há muitos habitantes de Tóquio que possuem fornos iguais aos ocidentais. Contudo, a maioria dos pratos japoneses tradicionais não inclui cozinhar no forno ou assar. E um prato grelhado é preparado no estilo japonês típico.

Aqui estão treze categorias diferentes de pratos, baseadas nos tipos de preparação. Além disso, há também uma explicação resumida das bebidas japonesas.

Aemono

Um prato de *aemono* é constituído por uma mistura de vegetais crus ou cozidos, peixes ou carnes cozidas ou uma combinação desses tipos, com alguma espécie de molho. O molho é geralmente grosso e despejado sobre os outros ingredientes.

Agemono

Um prato de *agemono* é uma combinação de legumes e/ou carnes fritas em óleo vegetal. Há dois métodos principais de fritar: *tempura* e *kara-age*.

- *Tempura*: O método *tempura* de fritura é usado com frutos do mar e legumes, que são primeiro mergulhados numa massa mole e depois imersos em óleo e fritos. Ao contrário da fritura ao estilo ocidental, os legumes e frutos do mar não ficam muito tempo no óleo. Assim, os alimentos quase não gordurosos.
- *Kara-age*: O método *kara-age* de fritura é usado com frutos do mar, carnes ou legumes, que são primeiro salpicados com uma camada de maisena e depois fritos em óleo vegetal e quente. Os alimentos também não ficam no óleo muito tempo, ao contrário das frituras ocidentais. A quantidade de óleo usada é muito menor do que se costuma usar na cozinha ocidental.

Gohanmono

Um prato de *gohanmono* ou *meshimono* tem como base o arroz. Inclui o arroz temperado, *donburimono*, e até muitos tipos de *sushi*, embora o *sushi* seja geralmente tratado em separado. A forma mais simples de *gohanmono* é o arroz branco simples servido em praticamente todas as refeições japonesas.

Menrui

Um prato de *menrui* é o de talharim. Pode ser um prato separado ou combinado com molho e outros condimentos. O *menrui* é um prato típico do almoço em Tóquio.

Mushimono

Um prato de *mushimono* é o alimento cozido no vapor, num recipiente colocado (e fechado) por cima de outro ou numa panela contendo água fervente. O alimento cozido no vapor é geralmente uma combinação de legumes, um pedaço de carne, um ovo, peixe ou crustáceo. Um prato de *mushimono* dos mais apreciados é o *chawanmushi*, um prato de ovo de consistência cremosa, contendo alguns vegetais e frutos do mar.

Nabemono

Um prato de *nabemono* constitui um dos mais importantes métodos de cozinhar no Japão. É preparado numa panela ou caçarola para todo um grupo de comensais. O *nabemono*, na verdade, refere-se geralmente à panela cozinhando ou fritando na mesa. Um prato típico de *nabemono* é o *sukiyaki*, composto de legumes mistos e mais carne de boi ou ave. O *sukiyaki* é o mais popular prato de *nabemono*, sendo muito conhecido no Ocidente. Aqui estão outros pratos de *nabemono*:

- *Mizutaki*, frango cozido, é um prato de *nabemono* também muito conhecido. O frango e os legumes são cozidos numa panela na presença dos comensais, que tiram porções quando ficam prontas, mergulhando num molho *ponzu*, uma mistura de molho de soja e o suco de um tipo de fruta cítrica.
- *Shabu-shabu* é uma variedade de *mizutaki*. Fatias de carne bem finas são mergulhadas num caldo fervendo com um par de hashis e mexidas para cozinhar bem depressa — em questão de segundos — e depois comidas com um molho, como acontece com o *mizutaki*. *Shabu-shabu* representa o som feito pelo caldo remexido com a fatia de carne. Há uma variedade de molhos — cada família ou restaurante possui a sua receita especial para o molho de *shabu-shabu*. Invente a sua! Legumes também são incluídos neste prato, da mesma forma que no *mizutaki*.
- *Yosenabe* é outro prato em que os ingredientes são cozidos num caldo. O caldo é, de um modo geral, ligeiramente temperado com molho de soja e saquê. Esse prato apresenta um sortimento (*yose*) de frutos do mar — geralmente peixes de

carne branca e tipos de mexilhões, camarão e caranguejo — cozidos junto com os legumes, como *tofu*, brotos de bambu, *shiitake* e margarida-de-coroa.

Na refeição de *nabemono* os comensais se sentam em torno da panela, observando o conteúdo ferver, no meio da mesa. Uma caçarola elétrica é um utensílio dos mais convenientes para se preparar um jantar de *nabemono*. (Há uma análise mais ampla a respeito mais adiante, neste mesmo capítulo.)

Nimono

Um prato de *nimono* é um alimento ou um grupo de alimentos cozido num líquido temperado. O prato se assemelha vagamente a um guisado ocidental. O *nimono* é diferente por causa da natureza do líquido temperado que se usa para dar sabor, sendo geralmente servido com uma pequena quantidade do líquido usado para cozinhar. Os japoneses usam o *dashi*, a que se acrescenta *shoyu*, *mirin* ou *miso*. Um prato de *nimono* pode incluir vegetais, frutos do mar ou carne. O tempero pode ser reforçado pelo acréscimo de óleo vegetal ou um pouco de gengibre, pimenta japonesa ou pimenta-malagueta. Numa variação do *nimono*, o alimento é primeiro frito ligeiramente, depois cozido por pouco tempo e salpicado com algumas gotas de óleo de temperar, como o óleo de gergelim.

Sashimi

Um prato de *sashimi* é sempre composto de peixe cru em fatias e servido tal como descrito no Capítulo 8.

NOTA: *Este* é o tipo de prato que os ocidentais pensam ser *sushi*.

Shirumono

Um prato de *shirumono* é uma sopa — todas as sopas estão incluídas nessa categoria. A sopa é servida em quase todas as refeições japonesas. Dois dos mais importantes tipos de sopa são *miso* e *sumashi*. A sopa *miso* é basicamente um caldo, temperado com *miso*, uma pasta de soja. Contém alguns vegetais e talvez frutos do mar ou carne. *Sumashi* é uma sopa clara, um caldo temperado principalmente com sal e molho de soja. Também contém algum fruto do mar, carne ou ovo, junto com vegetais.

Sunomono

Um prato de *sunomono* é uma espécie de salada mista, temperada com um molho de vinagre de arroz. Os ingredientes de um *sunomono* típico podem ser predominantemente vegetais, em geral mistos e/ou frutos do mar de vários tipos ou até mesmo frutas.

Sushi

Um prato de *sushi* é uma combinação de algum alimento e arroz temperado com vinagre.

NOTA: Muitos pratos de *sushi* são de arroz misturado com peixe não-cozido. O conceito ocidental popular do *sushi* é o de um prato de peixe cru. O verdadeiro significado da palavra é um tanto diferente, indicando geralmente o uso de um bolo de arroz em que o peixe cru é colocado. (O Capítulo 8 é dedicado ao *sashimi* e *sushi*.)

Tsukemono

A palavra *tsukemono* é um termo geral para os alimentos em conservas. Os picles japoneses são muito diferentes dos picles ocidentais. São alimentos de grande importância, aparecendo em quase todas as refeições. Há seis tipos básicos de vegetais em conserva, diferenciados de acordo com o agente usado: sal, *miso*, *nuka*, sedimento de saquê, *koji* e vinagre.

Sal: Quando se usa sal, o efeito é alcançado pela pressão e fermentação, proporcionando ao vegetal textura crocante e gosto azedo.

Miso: Quando se usa *miso*, pasta de soja fermentada, o processo é conhecido como *misozuke*. Esse tipo de picles é feito sobre uma camada de *miso*.

Nuka: Trata-se de farelo de arroz, a casca fina removida do arroz durante o processo de polimento. A conserva pela *nuka* é chamada de *nukamiso-zuke*, sendo o método preferido em todo o Japão para o preparo doméstico de picles. Nesse processo, mistura-se *nuka* com sal e água, deixando-se fermentar. A essa base acrescentam-se outros condimentos, como pimenta-malagueta, mostarda, gengibre e assim por diante, dando ao picles o seu sabor distinto. Quando está pronta a fermentação de *nuka*, são adicionados os vegetais, que ficam de molho por um prazo que pode ser da noite para o dia ou várias semanas.

Sedimento de saquê: A papa que restou depois da fabricação do saquê é *sakekasu*, ou "sedimento de saquê". Essa mistura é usada para se fazer picles de vegetais, num processo que se chama *kasuzuke*.

Koji: O *koji* é uma mistura de arroz cozido no vapor, cevada ou soja, a que se acrescenta um tipo de fungo. Para fazer os picles, os vegetais são postos na camada de *koji*. O processo é chamado de *kojizuke*.

Vinagre: O vinagre para picles que se usa no Japão é o vinagre branco feito de arroz. Os picles de vinagre são geralmente de dois tipos diferentes: *gari* ou picles de gengibre e *rakkyo*. O *gari* é geralmente servido com *sushi*. O *rakkyo* é uma espécie de bulbo de cebolinha.

Yakimono

Um prato de *yakimono* envolve alimentos grelhados, como frutos do mar ou carne. Mas o prato também pode incluir vegetais — até mesmo frutas — junto com frango e pequenas aves. Geralmente se grelha por cima de um braseiro, com os alimentos em espetos. O *konro* japonês — similar a uma grade de churrasco ocidental — é quase sempre usado para se fazer um *yakimono*.

Há três tipos diferentes de grelhado:

- *Shioyaki*: Esse tipo de grelhado significa que o sal é usado como um dos principais ingredientes no preparo do alimento a ser grelhado.
- Tempero na grelha: Esse tipo de grelhado envolve escovar o alimento com uma mistura de *shoyu*, *mirin*, ou *dashi* para mariná-lo enquanto está sendo grelhado. Dois pratos japoneses de tempero na grelha muito apreciados são o *yakitori* (frango grelhado) e *teriyaki* (peixe marinado num molho contendo *shoyu*).
- Grelhado de *miso*: Esse tipo de grelhado é usado para preparar vegetais como berinjela, assim como alguns pratos de frutos do mar e carne.

Bebidas

A principal bebida alcoólica japonesa é o saquê (também chamado de *nihon shu*). É servido com a refeição ou, mais provavelmente, os pratos que combinam bem com saquê são servidos primeiro, deixando-se o arroz e picles para o final da refeição. No Japão de hoje, o vinho branco e a cerveja muitas vezes acompanham a refeição.

A principal bebida japonesa não-alcoólica é o chá. Praticamente todas as refeições japonesas terminam com o chá. Aqui estão algumas das mais importantes variedades usadas:

- *Bancha*: chá verde para o uso cotidiano
- *Genmaicha*: chá temperado com grãos de arroz torrados
- *Gyokuro*: chá verde de qualidade superior
- *Hojicha*: chá torrado
- *Matcha*: chá verde em pó, o tipo usado para a cerimônia japonesa do chá
- *Sencha*: chá verde de boa qualidade

NOTA: Não se pode jamais esquecer de uma coisa importante quando se toma chá ao estilo japonês:

Não use açúcar!

Fatos sobre o preparo da comida japonesa
Um fato importante sobre o estilo japonês de cozinhar — não importa qual seja o método — é que um prato geralmente exige um máximo de tempo para o preparo, cozimento e consumo... e um *mínimo* de tempo para o cozimento real.

Isso não apenas reduz a quantidade de energia valiosa que se gasta no preparo do alimento como também ajuda a preservar os sabores e nutrientes naturais.

Os japoneses também gastam muito mais tempo que os ocidentais para lavar e cortar os ingredientes, antes de serem postos num recipiente para cozinhar. Há vários bons motivos para essa limpeza meticulosa. Como muitos dos alimentos em preparo já estão quase prontos para se comer, é preciso limpá-los de maneira conveniente. Não se espera que o cozimento acabe com as impurezas ou mate os germes no alimento. Há outro propósito importante na lavagem meticulosa dos alimentos, particularmente os vegetais verdes, de gosto forte. Lavando-se os vegetais verdes que acabaram de ser cozidos, pode-se eliminar os gostos fortes e ácidos, ao mesmo tempo que se preserva a aparência verde — e fresca —, aumentando a atração. Como a cozinha japonesa envolve um mínimo de cozimento, o alimento, sem qualquer aditivo, pode parecer brilhante, imaculado e apetitoso.

Os japoneses comem com os *hashis* e não com garfos, colheres ou facas; é por isso que geralmente se corta tudo em porções pequenas antes de se cozinhar ou servir, a fim de que se possam manipular facilmente os *hashis*. Isso se aplica também às verduras servidas cruas, como espinafre ou repolho. Carne e peixe devem ser cortados em pedaços para serem também facilmente manipulados.

Cabe ressaltar um detalhe: cortando-se o peixe e a carne em pedaços pequenos antes de cozinhar, reduz-se o tempo necessário para o cozimento.

Fatos sobre o estilo japonês de servir uma refeição

A comida raramente é servida muito quente no Japão — como é o hábito no Ocidente —, mas sim na temperatura ambiente. Isso significa que no verão a comida pode ser preparada com um mínimo de calor na cozinha. Também significa que a anfitriã não precisa ficar correndo de um lado para outro com as travessas quentes. O clima da refeição é mais tranqüilo, todos descontraídos.

Por sua vez, isso ajuda a firmar um sentimento genuíno de cordialidade, que deixa a pessoa na condição ideal, como todo médico e nutricionista sabe, para bem saborear, bem comer e bem digerir. Uma atitude descontraída à mesa e um ritmo mais confortável e sem pressa no comer são propícios a um metabolismo mais bem ajustado. Isso proporciona à pessoa um controle psicológico sobre a quantidade de alimento que come.

Servir a comida é tão importante quanto prepará-la, de acordo com o costume japonês. Por exemplo, a maneira em que cada item separado é colocado no prato ou pratos cria uma atmosfera de calma e beleza artística que é benéfica por si mesma. O cozinheiro, depois de muito cuidado em cortar, lavar e cozinhar o alimento, tem agora o prazer final de pôr a comida à mesa para uma refeição em sua forma mais atraente.

Em termos psicológicos, a consumação de uma grande refeição só pode ser alcançada pela exposição final do prato. A esta altura, a perícia e a capacidade artística do cozinheiro já desabrocharam plenamente. A disposição da comida, os formatos e padrões dos alimentos individuais, a cor e textura de cada um — tudo contribui para a imagem global da refeição perfeita.

O cozinheiro pode agora desfrutar a alegria do sucesso.

Fatos sobre a maneira japonesa de comer
Na hora de servir, o comensal se encontra na posição de máxima receptividade. Não apenas o aroma da comida aguçou seu apetite como também a disposição meticulosa e pitoresca dos alimentos nos pratos levou suas expectativas ao máximo. Agora é o momento culminante de todo esse preparo meticuloso. O comensal sabe que houve grande cuidado na cozinha, o que determina por sua vez que haja grande cuidado ao comer.

É um fato incontestável que a pessoa que come muito depressa provavelmente comerá demais. A digestão e absorção da comida começam logo depois que se põe na boca a primeira porção. Depois que certa quantidade de nutrientes foi absorvida pelo organismo, é enviado ao cérebro um sinal de que as necessidades físicas foram satisfeitas. A satisfação é assim registrada dentro do corpo, e a refeição termina.

Se por algum motivo a pessoa come muito depressa, vai consumir mais do que o alimento necessário antes que possa chegar ao cérebro o sinal de satisfação, avisando que pode parar de comer. Obviamente, uma pessoa que come muito depressa vai comer demais. E se a pessoa está sempre comendo depressa, o hábito de comer demais persistirá, causando problemas de peso.

Para uma refeição psicologicamente perfeita, a pessoa deve estar calma e relaxada. Claro que não faz mal algum ver à sua frente pratos artísticos, arrumados de maneira impecável.

Fatos sobre a maneira japonesa de desfrutar a comida
Há uma série de resultados positivos para quem experimenta esse contentamento:

- O comensal manipula a comida tão cuidadosa e delicadamente quanto o cozinheiro ao prepará-la.
- O comensal põe na boca pequenas porções de comida, o que torna a digestão mais fácil.

- Com um ritmo lento estabelecido desde o início, a pessoa usa os utensílios de comer com extremo cuidado, do começo ao fim, sem usar os dedos para se empanturrar de comida.
- Para a melhor gratificação possível das papilas gustativas, a pessoa só come uma espécie de alimento de cada vez. Misturar alimentos que foram preparados separadamente com tanto cuidado destrói o sabor de cada um.
- A pessoa saboreia o gosto de cada alimento na boca e mastiga com extremo cuidado, deixando que seu gosto penetre nas papilas gustativas.
- À medida que o sabor estimula as papilas gustativas, a pessoa experimenta todas as alegrias do *gourmet*, tornando-se mais receptiva aos prazeres gastronômicos.
- Quanto mais devagar se mastiga a comida, mais fácil e completamente se vai digeri-la, melhorando os processos fisiológicos do corpo e reduzindo os problemas gástricos e os excessos na alimentação.
- Uma pessoa que come devagar geralmente não consome tanto alimento quanto a que come depressa. Com o clima apropriado estabelecido pelos anfitriões, o comensal desfruta muito mais da comida.
- Quem come devagar experimenta os prazeres do *gourmet*. Ninguém que se considere um *gourmet* vai estragar a alegria de comer pelo hábito de ingerir o alimento muito depressa.

A ordem japonesa dos pratos
De modo geral, há duas maneiras formais de servir uma refeição no Japão:

- Uma se chama *kuikiri*, que se parece bastante com o costume ocidental. O primeiro prato é posto na mesa. Quando acaba, o prato vazio é removido e o segundo prato trazido. E assim por diante.

- A outra maneira é servir os vários pratos ao mesmo tempo, numa mesinha individual, diante de cada comensal. Quando a pessoa termina de comer o que está na mesa, esta é removida e coloca-se em seu lugar uma segunda mesa, com mais pratos. Usam-se até três ou quatro mesinhas numa refeição muito requintada.

Esses dois métodos de servir são usados em restaurantes ou refeições muito formais. A típica família japonesa não come assim em casa todos os dias.

Numa refeição familiar, praticamente tudo é posto na mesa. Arroz, sopa, *sashimi*, prato grelhado e pratos cozinhados no vapor são quase sempre apresentados individualmente. Picles e outros condimentos são muitas vezes apresentados numa tigela grande ou travessa, sendo escolhidos por cada pessoa, de acordo com a sua preferência. *Sunomono*, *aemono* e *nimono* podem ser servidos individualmente ou numa tigela grande para todos.

Quando há convidados numa casa japonesa, a refeição será servida num meio-termo entre o estilo dos restaurantes e o estilo informal, dependendo da intimidade, relacionamento, ocasião, personalidade dos anfitriões e convidados, facilidade, tipo de comida a ser servida e assim por diante.

Quando vários pratos são servidos ao mesmo tempo, os japoneses geralmente comem primeiro os alimentos quentes. O arroz é beliscado a todo instante, sobretudo nas refeições em que não é servido saquê. Também é a última coisa que se come, antes do chá.

O prato principal é comido no meio da refeição, embora possa ser situado em qualquer lugar, em qualquer ordem. Os vegetais, cozidos ou crus em saladas, são geralmente incluídos e comidos junto do prato principal. Em alguns casos, tanto as saladas como os vegetais cozidos cercam o prato principal.

A sobremesa geralmente é servida junto com o chá. Pode consistir em fatias de frutas frescas ou mesmo de bolos e pequenos doces, feitos de arroz e ágar-ágar (uma gelatina derivada de alga marinha), geléia de painço, ovos e açúcar, com temperos aromáticos e cores atraentes.

Variações intermináveis sobre o tema principal

As variações do prato principal numa refeição japonesa são intermináveis, como também acontece no Ocidente. Podem-se servir, por exemplo, carne de boi e aves, embora os japoneses não comam tanto essas carnes como os ocidentais. Ou podem-se servir peixe e crustáceos, muito populares em Tóquio.

Além dos vários tipos de alimentos servidos, é possível prepará-los de maneiras diferentes, como já vimos: fervido, cozido, frito, frito mexendo, cozido no vapor, grelhado, por todos os meios possíveis, exceto assado e cozido no forno.

Comendo da panela

Um comentário a respeito do *nabemono*: a palavra geralmente se refere aos alimentos fritos ou de "panela", preparados na presença dos comensais. Cada porção sai diretamente da panela para o prato, sem se perder tempo no serviço.

No *nabemono* o alimento é sempre cortado antes, em pedaços pequenos, e cozidos num caldo que borbulha, numa panela sobre um braseiro ou chapa quente. Muitas refeições de *nabemono* são atualmente cozidas numa panela elétrica, posta no meio da mesa.

Por causa do clima íntimo criado pelo *nabemono*, um anfitrião japonês costuma servir esse tipo de prato para os amigos íntimos ou em refeições informais. Como a maioria dos pratos de *nabemono* inclui alguma proteína animal, como ave, carne de boi e peixe, além de uma variedade de legumes, sendo freqüentemente cozidos num caldo, costumam substituir a sopa, o prato principal e o prato de legumes. Além disso, são sempre cozidos à mesa, evitando assim que os anfitriões tenham de correr entre a sala e a cozinha.

Um jantar típico de *nabemono* deve consistir em um antepasto, um *nabemono*, arroz, picles de vegetais e uma sobremesa leve.

Capítulo 10

Receitas de Manutenção do Peso

A seleção seguinte de receitas inclui todos os pratos assinalados com um asterisco nos sete cardápios do Capítulo 3 e nos cardápios para 15 dias do Capítulo 12. Também inclui muitos pratos japoneses tradicionais, que constituem combinações seguras para ajudar a manter o peso. Alguns pratos não são tipicamente japoneses.

Foi dispensada uma atenção especial, na seleção das receitas, à disponibilidade de determinados artigos, com a indicação de possíveis substitutos, se o produto japonês for difícil de encontrar. Além disso, os molhos especiais e acessórios são incluídos nas receitas para as quais foram criados. Muitos pratos japoneses populares podem estar faltando na seleção, mas este livro não tem a pretensão de ser um guia de culinária.

Este capítulo está dividido nas seguintes seções:

- Caldos básicos: os vários caldos de sopa que os japoneses normalmente usam.
- Sopas: tanto as sopas ralas como as grossas, mais as variações.
- Saladas: as receitas incluem alguns dos pratos japoneses de vegetais mais populares.
- Vegetais: as receitas incluem os molhos e também combinações de vegetais.
- Pratos de *sushi* e *sashimi*.
- Pratos de *tofu*.
- Pratos de frutas.
- Pratos principais: estão incluídos vários pratos, dispostos de acordo com os ingredientes: carne de boi, frutos do mar, peixe, frango e ovo.

CALDOS BÁSICOS

Dashi 1 (Ichiban dashi)

NOTA: Os dois tipos mais usados de *dashi*, o caldo básico na cozinha japonesa, servem como uma base para sopa e como um ingrediente líquido em muitos pratos. Se for impossível obter qualquer dos produtos relacionados na receita, sempre se pode substituir por caldo de galinha ou de legumes.

>   *kombu* (vegetação marinha) com 25 a 30 centímetros quadrados
>   5 xícaras de água
>   1/2 xícara de *katsuobushi* (escamas secas de bonito)

Lave o *kombu* meticulosamente e ponha numa panela junto com a água. Leve a água ao ponto de fervura e tire o *kombu*. Acrescente *katsuobushi* ao caldo, retire imediatamente do fogo e deixe de molho por um ou dois minutos. Escorra o líquido através de um filtro. Guarde o *kombu* e *katsuobushi* para preparar o *dashi* 2.

Dashi 2 (Nibam dashi)

>   *katsuobushi* guardado do *dashi* 1
>   *kombu* guardado do *dashi* 1
>   3 xícaras de água
>   1/3 de xícara de *katsuobushi*
>   adicional (opcional)

Ponha o *kombu* e *katsuobushi* juntos com a água. Leve ao ponto de fervura, deixe de molho por vários minutos, escorra o líquido por um filtro. Jogue fora o *kombu* e o *katsuobushi*.

NOTA: Quando se deseja um caldo forte, acrescenta-se o *katsuobushi* adicional.

Caldo de galinha

    1 a 1 1/2 quilo de ossos de frango (pescoços, sobrecoxas, asas)
    12 a 15 xícaras de água

Faça algumas rachaduras nos ossos compridos com a parte posterior de uma faca de cozinha. Misture os ossos e a água numa panela grande, leve ao ponto de fervura. Remova as impurezas quando o caldo começar a ferver. Deixe ferver em fogo brando por cerca de três horas, com a panela destampada. Escoe por um filtro. Jogue fora os ossos. Remova toda a gordura. O resultado final será de 5 a 6 xícaras de caldo claro de galinha.

Caldo de legumes

Ponha sobras e aparas de legumes frescos cortados numa panela com bastante água. Leve ao ponto de fervura e deixe em fogo brando por cerca de três horas. Jogue fora os legumes.

SOPAS

Sopa *miso*
Porção para 4 pessoas

    1/2 a 1 xícara de ingredientes sólidos à sua escolha, como batatas, abóbora, cenouras, nabos, cebolinha e assim por diante, cortados em pedaços pequenos

3 1/3 xícaras de *dashi* 1 ou 2 ou caldo de legumes*
4 colheres de sopa de *miso* meio salgado
OU
3 colheres de sopa de *miso* escuro, bastante salgado

Cozinhe os ingredientes sólidos no *dashi* até ficarem tenros. Coloque uma pequena quantidade de *dashi* numa tigela e dissolva o *miso*. Despeje o *miso* dissolvido no *dashi* em fogo brando com os ingredientes sólidos. Aumente o fogo outra vez, mas não deixe ferver. Sirva com uma concha em tigelas de sopa individuais.

SOPA CLARA
Porção para 4 pessoas

3 3/4 xícaras de *dashi* 1 ou caldo de legumes*
1/2 colher de chá de sal
1 1/2 colher de chá de molho de soja
2 colheres de chá de saquê ou xerez seco (opcional)
Ingredientes sólidos à escolha (espinafre escaldado, cogumelos cortados, ovos cozidos cortados ao meio etc.)

Misture o *dashi*, sal e molho de soja numa panela, leve ao ponto de fervura. Acrescente saquê se desejar. Tire do fogo. Em cada tigela de sopa ponha pequenas quantidades dos ingredientes sólidos de sua escolha, prontos para o consumo, como espinafre escaldado, cogumelos cortados ou ovos cozidos cortados ao meio. Coloque a sopa clara nas tigelas, enfeite com raminhos de salsa, cebolinha picada ou fragmentos de casca de limão, servindo quente. Mais uma vez, deixe a sua imaginação guiar nos ornamentos.

Sopa clara com frango
Porção para 4 pessoas

    1/2 peito de frango, cortado em 8 pedaços que caibam na boca
    1/4 xícara de molho de soja
    4 xícaras de *dashi* ou caldo de legumes*
    sal
    raminhos de salsa

Cozinhe os pedaços de frango em molho de soja até ficarem tenros. Ponha 2 pedaços de frango em cada tigela de sopa. Ponha o caldo de legumes ou *dashi* para ferver e ajuste o tempero com o molho de soja e sal em que o frango foi cozinhado. Despeje o caldo de legumes quente ou o *dashi* sobre os pedaços de frango e ornamente cada tigela com um raminho de salsa.

Sopa de talharim japonês (*soba*)
Porção para 4 pessoas

    220 gramas de talharim *soba* (seco) de trigo-sarraceno
    cerca de 2 litros de água fervendo
    1 litro de *dashi* 1 ou caldo de frango (bem limpo)
    1/3 de xícara de molho de soja
    1/3 de xícara de *mirin* (vinho branco adocicado), porto branco ou xerez cremoso
    1/4 de colher de chá de sal
    200 gramas de peito de frango sem osso (a pele removida), cortado
    em pedaços que caibam na boca
    3 talos de cebolinha, cortado em pedaços de 2 centímetros

Condimentos

    nori picado
    sementes moídas de coentro
    shichimi-togarashi (tempero japonês de sete sabores)

Cozinhe o *soba* em 2 litros de água fervendo da mesma maneira que se cozinha espaguete (7 a 10 minutos). Escoe bem o *soba* e esfrie sob água corrente. Tempere o caldo ou *dashi* com uma mistura de molho de soja, *mirin* e sal, levando ao ponto de fervura. Acrescente os pedaços de frango quando o caldo estiver fervendo. Acrescente as cebolinhas quando os pedaços de frango estiverem cozidos. Acrescente o *soba* à sopa fervendo, antes de servir, a fim de esquentá-lo. Sirva o *soba* em tigelas *donburi* e despeje a sopa por cima, junto com os pedaços de frango e cebolinha. Sirva os condimentos separadamente.

Sopa de camarão e pepino
Porção para 6 pessoas

    200 gramas de camarão
    1 pepino
    5 xícaras de *dashi* 1 ou caldo de legumes
    6 cogumelos frescos cortados
    1 colher de chá de saquê, vinho branco seco ou xerez seco
    2 colheres de chá de molho de soja
    1/4 a 1/2 colher de chá de sal
    60 gramas de nabiça
    1/2 colher de chá de casca de limão ralada

Tire as cascas dos camarões crus e corte-os em terços. Descasque um pepino e corte em quartos, no sentido do comprimento. Tire as sementes e corte em pedaços de um centímetro. Corte as nabiças em pedaços de 1 centímetro. Leve o *dashi* ou caldo ao ponto de fervura, acrescente os camarões, o pepino e os cogumelos. Quando os camarões estiverem cozidos, acrescente saquê, molho de soja, sal e nabiças. Cozinhe por mais 1 ou 2 minutos. Ornamente com casca de limão e sirva.

Sopa de ovo
Porção para 4 pessoas

    3 1/2 xícaras de *dashi* 1 ou caldo de galinha
    1/2 colher de chá de sal
    2 colheres de chá de amido de milho
    1/4 de xícara de água fria
    2 ovos
    raiz de gengibre

Dissolva o amido de milho na água fria, numa tigela pequena. Bata os ovos em outra tigela. Numa panela, leve o *dashi* ou caldo ao ponto de fervura, tempere com sal, acrescente mexendo a mistura de amido até ficar lisa. Leve novamente ao ponto de fervura. Devagar, despeje os ovos batidos no caldo, num fluxo fino e com um movimento circular. A sopa estará pronta quando o ovo flutuar para o topo em filetes. Sirva em tigelas individuais. Acrescente uma pitada de raiz de gengibre ralada em cada tigela.

SALADAS

NOTA: As saladas japonesas são uma combinação de ingredientes cuidadosamente selecionados, misturados com um molho de vinagre branco e molho de soja ou sal ou um molho ligeiramente engrossado, temperado com *mirin*, molho de soja, suco de limão, sementes de gergelim ou *wasabi*.

Namasu de cenoura
Porção para 6 pessoas

- 200 gramas de *daikon*, rabanetes ou nabos, cortados em pedaços
- 1 cenoura, raspada e cortada em pedaços pequenos
- 1 colher de chá de sal
- 1 colher de chá de açúcar
- 1 colher de sopa de vinagre branco

Misture o *daikon*, a cenoura e o sal numa tigela grande e deixe descansar por 30 minutos. Lave ligeiramente e escoe os legumes, a fim de eliminar o excesso de sal, enxugue apertando e ponha numa tigela limpa. Misture açúcar e vinagre branco, acrescente aos legumes e misture bem. Sirva na temperatura ambiente em pequenos pratos individuais, como um prato independente de salada ou como um condimento.

Salada de pepino e sementes de gergelim
Porção para 6 pessoas

    2 pepinos pequenos
    sal
    1/4 de xícara de suco de limão
    1/2 colher de chá de molho de soja
    2 colheres de sopa de sementes de gergelim torradas
    1 xícara de carne de caranguejo

Raspe os pepinos com um garfo, deixando um pouco da casca verde-escura para dar cor. Corte os pepinos ao meio e remova as sementes. Corte cada metade de pepino em fatias diagonais finas. Coloque numa tigela de misturar e salpique com sal. Deixe repousar por cerca de 30 minutos. Enxágüe as fatias em água gelada e esprema o excesso de líquido. Coloque as fatias de pepino numa tigela. Acrescente os quatro ingredientes restantes e mexa.

Salada de *daikon* com camarão
Porção para 6 pessoas

    1 *daikon* (com tamanho aproximado de um pepino médio)
    1/2 colher de sopa de açúcar
    1/4 de xícara de vinagre suave
    1 pitada de sal
    1/2 pepino pequeno, cortado em cubos
    6 camarões grandes cozidos e picados
    1 colher de chá de rábano picante fresco ralado
    (não é necessário se o *daikon* estiver picante)
    1 colher de chá de raiz de gengibre ralada

Lave o *daikon*; descasque e rale bem fino. Esprema de leve para tirar o excesso de líquido. Numa tigela pequena, misture açúcar, vinagre e sal; misture bem. Acrescente ao *daikon* ralado. Misture o *daikon* temperado com o pepino cortado em cubos, o camarão picado, o rábano picante e a raiz de gengibre. Molde em montes e sirva sobre alface picada ou outra folha verde de salada.

NOTA: Um caqui maduro, cortado em pedaços ou um pouco maiores que os cubos de pepino, pode substituir o camarão cozido e o açúcar nesta receita. Essa combinação é muito apreciada no Japão durante o outono, quando se encontram caquis frescos.

S̲u̲n̲o̲m̲o̲n̲o̲ de espinafre
Porção para 4 pessoas

    200 gramas de espinafre lavado

Molho

    1/2 colher de chá de açúcar
    2 colheres de chá de vinagre de
    arroz (vinagre branco)
    2 colheres de chá de saquê
    (opcional)
    1 colher de chá de molho de soja

Escalde o espinafre em água até que comece a ficar tenro. O tempo de cozimento deve ser muito curto. Enxágüe o espinafre em água fria, esprema para secar. Corte as folhas e os talos em pedaços de 2 centímetros.

MOLHO: Numa tigela, misture açúcar, vinagre, saquê e molho de soja. Acrescente espinafre e mexa para cobrir com uma camada de molho. Sirva em pratos individuais pequenos.

Repolho chinês em vinagre
Porção para 4 pessoas

    3 folhas de repolho chinês
    3 xícaras de água
    2 colheres de sopa de vinagre branco
    1/4 de colher de chá de molho de soja
    1/2 colher de chá de açúcar
    lascas de pimentão seco

As folhas de repolho devem medir cerca de 15 x 25 centímetros. Se forem menores, use folhas adicionais. Apare as beiras irregulares e corte cada folha ao meio. Leve a água ao ponto de fervura numa panela. Tire do fogo e ponha dentro as folhas de repolho. Deixe em repouso por aproximadamente 2 minutos e depois escoe. Corte as folhas de repolho em tiras finas. Numa tigela grande, misture o vinagre, molho de soja e açúcar. Acrescente as tiras de repolho e mexa bem. Deixe em repouso por 30 minutos na geladeira ou em temperatura ambiente. Sirva em pratos individuais pequenos. Salpique com as lascas de pimentão seco a gosto.

VEGETAIS

Brócolis com *kimizu*
Porção para 4 pessoas

    1 molho de brócolis

Corte os brócolis em florículos com talos de cerca de 8 centímetros. Corte ao meio os florículos, a fim de que os pedaços tenham cerca de 1 centímetro de grossura na base. Lave os brócolis meticulosamente em água fria. Leve 3 a 4 litros de água ao ponto de fervura numa panela grande. Ponha os brócolis na água fervendo e cozinhe sem tampar a panela por cerca de 5 minutos ou até que fiquem tenros. Tire do fogo e escoe. Sirva com molho de *kimizu*.

Kimizu (molho de gema de ovo)
Porção para 4 pessoas

    2 gemas de ovo
    2 colheres de sopa de água
    1 colher de sopa de vinagre de arroz
    1/4 de colher de chá de sal
    1/4 de colher de chá de açúcar

Misture todos os ingredientes na parte de cima de uma panela dupla de banho-maria. Cozinhe devagar sobre a água quente, até engrossar, mexendo constantemente. Esfrie depressa, afundando em água fria o fundo da parte superior da panela dupla. A fim de evitar a formação de uma crosta, continue a remexer até que o molho chegue à temperatura ambiente.

Berinjela cozida
Porção para 4 pessoas

    2 berinjelas de tamanho médio
    cerca de 2 litros de água com sal
    1 xícara de *dashi* 1 ou *dashi* 2
    1 1/3 colher de sopa de açúcar
    2 colheres de sopa de saquê ou xerez seco
    2 colheres de sopa de molho de soja
    2 pedaços de pimentão picante

Remova os talos das berinjelas. Corte em metades, no sentido do comprimento. Faça incisões diagonais na casca, a intervalos de 0,5 centímetro, o que torna a berinjela mais fácil de cozinhar e comer. Corte cada metade em 3 ou 4 pedaços e deixe de molho em água com sal por várias horas, a fim de tirar o gosto amargo. Misture o *dashi* 1 ou *dashi* 2, açúcar, saquê, molho de soja e pedaços de pimentão picante, leve ao ponto de fervura. Acrescente as berinjelas escoadas e tampe a panela. Leve ao ponto de fervura e deixe em fogo brando por cerca de 30 minutos, virando uma vez para que todos os pedaços cozinhem de maneira uniforme. Sirva quente ou frio.

Vagem com molho de gergelim
Porção para 4 pessoas

    200 gramas de vagem lavada e com os fios removidos
    cerca de 3 litros de água fervida com sal

Molho

2 colheres de sopa de sementes de gergelim torradas
1/2 colher de sopa de açúcar
2 colheres de chá de molho de soja

Cozinhe as vagens em água com sal até que fiquem tenras, mas ainda firmes. Corte em pedaços de 2 centímetros de comprimento. Prepare o molho moendo as sementes de gergelim torradas num pilão, até obter uma massa cremosa. Misture com açúcar e molho de soja. Acrescente as vagens ao molho e misture bem. Deixe em repouso por cerca de 30 minutos antes de servir.

Espinafre com molho de limão
Porção para 4 pessoas

16 espinafres frescos e novos (incluindo folhas, talos e coroas por onde desce a raiz)

Molho

1 1/2 colher de chá de molho de soja
1 colher de sopa de suco de limão
1 colher de chá de açúcar
1 colher de chá de *mirin* ou xerez cremoso

Lave e limpe o espinafre. Cozinhe em panela tampada, numa pequena quantidade de água fervendo com sal, até que comece a ficar tenro. Escoe e esfrie ligeiramente. Corte o espinafre em pedaços de 4 centímetros de comprimento.

MOLHO: Faça o molho pela combinação do suco de limão, molho de soja, açúcar e *mirin*.

Acrescente o espinafre e mexa. Sirva em temperatura ambiente.

NOTA: Quando são usadas folhas de espinafre plenamente crescidas, elas devem ser escaldadas em bastante água e resfriadas imediatamente sob água corrente. Esse processo ajudará a eliminar o gosto amargo.

Feijão-verde com gengibre
Porção para 4 pessoas

    100 gramas de feijão-verde fresco
    1 colher de chá de raiz de gengibre ralada
    1 colher de chá de molho de soja

Lave o feijão-verde e remova as extremidades. Ponha água numa panela e leve ao ponto de fervura. Reduza o fogo e acrescente o feijão-verde. Deixe cozinhar com a panela destampada até começar a ficar tenro, mas ainda firme e verde (de 5 a 10 minutos). Escoe e enxágüe em água fria, a fim de parar de cozinhar. Corte o feijão-verde em pedaços de 5 centímetros. Para cada porção, coloque de 18 a 20 pedaços num prato pequeno. Salpique cada porção com 1/4 de colher de chá de raiz de gengibre fresca ralada e 1/4 de colher de chá de molho de soja.

Quiabo inteiro cozinhado em fogo brando
Porção para 4 pessoas

    200 gramas de quiabos novos com 5 a 8 centímetros de comprimento
    1 2/3 xícara de água

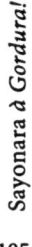

4 colheres de sopa de molho de soja
4 colheres de sopa de saquê ou xerez seco
1 colher de chá de açúcar

Lave o quiabo e corte o talo. Misture água, molho de soja, saquê e açúcar numa panela. Leve ao ponto de fervura. Despeje o quiabo na água fervendo e diminua o fogo. Deixe cozinhar por cerca de 5 minutos ou até que comece a ficar tenro. Sirva quente em pratos individuais, salpicados com o molho de cozinhar.

SUSHI E SASHIMI

ARROZ DE SUSHI
Porção para 4 pessoas

NOTA: O essencial para a preparação do *sushi* é o arroz de *sushi*. Pronto o arroz, podem-se servir por cima quase todas as variedades imagináveis.

1 1/4 xícara de arroz de grãos curtos, cuidadosamente lavados e escoados
1 1/2 xícara de água
1/4 de xícara de vinagre branco
1 colher de sopa de açúcar
1/2 colher de chá de sal
1 1/2 colher de sopa de saquê ou xerez seco

Leve a água ao ponto de fervura numa panela grossa. Acrescente o arroz e tampe. Deixe cozinhar até a água ser absorvida — o que deve levar cerca de 15 minutos. Desligue o fogo e deixe o arroz assentar por mais 15 minutos. Numa tigela pequena, misture o vinagre, açúcar, sal e saquê. Acrescente ao arroz, mexendo gentilmente, a fim de evitar que os grãos se transformem em papa. Tampe e deixe descansar por 15 minutos. O arroz de *sushi* está pronto para receber a cobertura.

SUSHI DE BARRAS DE PEPINO
24 barras

> 2 pepinos
> 1 colher de chá de *wasabi* (rábano picante japonês) em pasta ou preparado mostarda
> arroz de *sushi*

Forre o fundo de uma panela de 50 centímetros quadrados com papel encerado. Lave e descasque os pepinos, corte em fatias finas, no sentido do comprimento. Remova as extremidades de cada tira, deixando-as com cerca de 10 centímetros de comprimento. Ponha uma camada de tiras de pepino no fundo da panela. Podem se sobrepor, se for necessário. Espalhe por cima pasta de *wasabi* ou mostarda. Espalhe o arroz de *sushi* por cima, de maneira uniforme. Corte um pedaço de 50 centímetros quadrados do papel encerado e ponha por cima do arroz. Ponha outra panela de 50 centímetros quadrados por cima do papel. Comprima firmemente. Ponha um peso na panela de cima. Deixe as panelas assim durante uma hora a uma hora e meia.

PARA SERVIR: Remova o peso e a panela de cima. Remova o papel encerado. Inverta o arroz de pepino na tábua de cortar. Tire o papel que estava por baixo. Com uma faca afiada, corte quadrados com cerca de 3,5 centímetros. (Limpe a faca num pano úmido a cada vez, para facilitar o corte.)

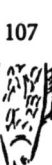

Sashimi (peixe cru em fatias)
Porção para 6 pessoas

650 gramas de perca, atum ou outro peixe similar (sem as espinhas)
3 xícaras de alface picada, repolho, pepino ou *daikon* (ou rabanete ou nabo)

Molho

1 colher de chá de *wasabi* (rábano picante japonês) seco ou mostarda seca misturada com 1 colher de chá de água quente
OU
1 colher de chá de raiz de gengibre ralada
1/2 xícara de molho de soja

Tire a pele e qualquer parte escura do peixe. Usando uma faca comprida e bastante afiada, corte o peixe diagonalmente, em pedaços com cerca de 3,5 centímetros de largura e 1 centímetro de espessura. Esfrie o peixe e os vegetais até ficarem prontos para servir. Coloque os vegetais picados num prato raso e arrume os pedaços de peixe, superpostos. Misture o *wasabi*, pasta de mostarda ou raiz de gengibre ralada com molho de soja, servindo numa tigela pequena. As fatias de peixe são mergulhadas nesse molho ao serem comidas.

NOTA: Diversos peixes podem ser usados nessa receita: linguado, perca, atum ou espadarte. Camarões e pitus também fazem um *sashimi* delicioso. Qualquer que seja o tipo de peixe ou crustáceo usado, deve ser o mais fresco possível.

PRATOS DE *TOFU*

Hiya-yakko (prato de *tofu* frio)
Porção para 4 pessoas

    4 porções de 120 gramas de *tofu*
    1/4 de xícara de molho de soja
    1 1/2 colher de sopa de *mirin*, vinho branco doce ou xerez cremoso
    1/4 de xícara de *dashi* 1

ORNAMENTOS

FLORÍCULOS DE RABANETE
Folhas de agrião

Temperos

    1) pasta de mostarda
    (preparada com mostarda em pó e água), pasta de *wasabi*
    (rábano-picante japonês) ou raiz de gengibre ralada
    2) cebolinhas picadas (inclusive os talos verdes)

Mantenha o *tofu* fresco em água por várias horas, mudando a água de vez em quando. Leve a mistura de molho de soja, *mirin* e *dashi* 1 ao ponto de fervura, depois deixe esfriar até alcançar a temperatura ambiente. Corte o *tofu* em cubos de 2,5 centímetros e sirva flutuando em água gelada. Enfeite com os ornamentos. Sirva com o molho e temperos de sua preferência.

NOTA: Podem-se mergulhar os pedaços de *tofu* numa pequena tigela de molho a que se acrescentaram os temperos.

TOFU COZIDO
Porção para 4 pessoas

3 xícaras de *dashi* 1 ou *dashi* 2
2 colheres de sopa de molho de soja
1 colher de sopa de saquê ou xerez seco
2 colheres de chá de açúcar
3 pedaços de 120 gramas de *tofu*, cada um cortado em 4 quadrados
1 cebola de tamanho médio, cortada em fatias
4 cogumelos chineses, empapados em água para amolecer, com as hastes duras removidas, cortados em pedaços que caibam na boca
1 cenoura pequena, descascada e cortada em fatias
2 talos de cebolinha, cortados em pedaços com 2,5 centímetros de comprimento

Leve a mistura de *dashi* 1 ou *dashi* 2, molho de soja, saquê e açúcar ao ponto de fervura. Acrescente a cebola, os cogumelos e a cenoura e cozinhe por 2 a 3 minutos. Adicione devagar os pedaços de *tofu* e deixe em fogo brando por mais 4 a 5 minutos. Acrescente as cebolinhas pouco antes de tirar do fogo. Sirva quente.

Lanche de *tofu*
Porção para 4 pessoas

- 1 bolo de *tofu* de 120 gramas, cortado ao meio, na horizontal e vertical
- 1 colher de sopa de óleo vegetal
- 1 1/2 colher de sopa de molho de soja
- 1 colher de sopa de sementes de gergelim torradas
- 1 cebolinha, cortada em fatias finas, inclusive o talo verde

Enxágüe o *tofu* e deixe secar entre toalhas de papel por cerca de 20 minutos. Corte o *tofu* em triângulos, formando 8 pedaços iguais. Esquente o óleo numa frigideira e acrescente a metade do *tofu*. Frite por alguns segundos até ficar dourado, depois vire os pedaços, fritando os outros lados. Tire o *tofu* para um prato de servir. Repita o processo com o resto do *tofu*. Despeje o molho de soja sobre o *tofu* frito. Salpique com sementes de gergelim e fatias de cebolinha. Sirva imediatamente.

PRATOS DE FRUTAS

Laranjas com vinho
Porção para 4 pessoas

- 2 laranjas grandes, descascadas e cortadas em fatias de menos de 1 centímetro
- 4 colheres de sopa de vinho tinto
- 2 colheres de chá de açúcar

Misture todos os ingredientes numa tigela de salada e deixe em repouso na geladeira por várias horas. Sirva gelado.

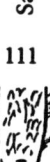

Pêras escaldadas em vinho branco
Porção para 4 pessoas

    4 pêras maduras e firmes, cozidas
    1/2 litro de vinho branco
    1/2 xícara de açúcar
    2 colheres de sopa de suco de limão
    20 sementes de coentro

Descasque as pêras e corte em metades. Leve a mistura de vinho branco, açúcar, suco de limão e sementes de coentro ao ponto de fervura, numa panela esmaltada, acrescente as metades de pêra numa camada. Deixe em fogo brando por cerca de 15 minutos. Tire do fogo e deixe as pêras esfriarem na calda. Sirva frio, com uma colher de sopa da calda para cada parte servida.

PRATOS DE CARNE

Teriyaki de carne
Porção para 4 a 5 pessoas

    1/2 colher de sopa de suco de raiz de gengibre (rale um pedaço de raiz de gengibre e esprema o suco)
    1 dente de alho, ralado ou socado
    1/4 de xícara de molho de soja
    1 colher de sopa de *mirin*, porto branco ou vinho branco suave
    1/2 quilo de carne de barrigueira

Misture o suco de raiz de gengibre, alho e molho de soja com o *mirin*. Marine a carne na mistura por 30 a 60 minutos. Escoe o molho e guarde. Cozinhe a carne em fogo alto, de acordo com a sua preferência. Corte a carne em pedaços de menos de 1 centímetro para servir.

Vegetais *sautés* com vitela
Porção para 4 pessoas

    1 colher de sopa de molho de soja
    1 colher de sopa de saquê ou xerez seco
    200 gramas de vitela magra, cortada em fatias finas
    2 colheres de chá de óleo de gergelim
    1 cenoura pequena, cortada em tiras finas
    2 cogumelos chineses secos, empapados em água para amolecer e cortados em fatias finas
    120 gramas de brotos de bambu em lata, cortados em tiras finas
    200 gramas de brotos de vagem, lavados e bem escorridos
    2 talos de cebolinha, cortados em fatias finas

Salpique molho de soja e saquê sobre os pedaços de vitela e misture. Esquente o óleo de gergelim e doure a vitela até que mude de cor, de maneira uniforme. Acrescente a cenoura, os cogumelos e brotos de bambu, continue a cozinhar, mexendo constantemente. Acrescente os brotos de vagem quando as cenouras começarem a murchar. Tempere com sal e pimenta. Continue a mexer. Quando os brotos de vagem começarem a ficar transparentes, continue mexendo e adicione as cebolinhas, deixando cozinhar por mais 2 a 3 minutos. Sirva quente, envolto pela omelete japonesa fina. (Ver descrição mais adiante.)

Shabu-shabu (bife e vegetais em caldo)
Porção para 6 pessoas

650 gramas de lombo de vaca sem osso, em fatias bem finas, cortadas em pedaços de 5 centímetros
2 abóboras *zucchini* de tamanho médio, lavadas e cortadas em cubos de pouco mais de 1 centímetro
6 cenouras, raspadas, cortadas em fatias de 5 centímetros de comprimento e escaldadas
6 cebolinhas (inclusive os talos verdes) cortadas em fatias finas, de 5 centímetros de comprimento
1 lata de brotos de bambu, cortados em fatias
120 gramas de *tofu*, escorrido, lavado e cortado em cubos de 1 centímetro
12 cogumelos brancos, pequenos e frescos
170 gramas de *kishimen* (talharim achatado e largo), cozinhado, escorrido e cortado no comprimento de 7 centímetros
6 xícaras de caldo de galinha

Molho de *ponzu*

3/4 de xícara de molho de soja
1/2 xícara de suco de limão fresco

Arrume a carne, a abóbora, as cenouras, as cebolinhas, os brotos de bambu, o *tofu*, os cogumelos e o talharim em fileiras, numa travessa ou bandeja grande.

Molho de *ponzu*: Combine os ingredientes e sirva em pequenas tigelas individuais.

Leve o caldo de galinha a um ponto de quase fervura numa caçarola elétrica ou panela de *fondue*, colocada no centro da mesa de jantar. À medida que o caldo borbulha, cada pessoa pega um pedaço de carne, vegetal ou *tofu* da travessa e com um garfo de *fondue* ou um par de varetas põe na panela, até ficar pronto para comer. Para o japonês, o barulho que faz é shabu-shabu. Depois de tirar o alimento do caldo, a pessoa o mergulha numa tigela de molho de *ponzu* e come.

PRATOS DE FRUTOS DO MAR

FRUTOS DO MAR GRELHADOS
Porção para 4 pessoas

2 colheres de sopa de saquê, vinho ou xerez seco
1/4 de colher de chá de sal
8 camarões grandes, com a cabeça e a casca removidas, sem as tripas
120 gramas de filé de linguado, cortado em 8 quadrados pimenta a gosto
8 cogumelos de tamanho médio, lavados e aparados
1/2 pimentão verde grande, cortado em 8 quadrados
8 tomates
sal e pimenta a gosto
2 colheres de sopa de suco de limão
8 espetos compridos

Salpique o sal e o vinho branco sobre os camarões e pedaços de linguado. Salpique pimenta a gosto. Deixe repousar por cerca de 30 minutos. Enfie em cada espeto um cogumelo, um camarão, um pedaço de pimentão verde, um pedaço de linguado e um tomate. Virando os espetos de vez em quando, grelhe num calor de médio a alto, por cerca de 10 minutos ou até que o peixe e o camarão estejam cozidos. Salpique com sal, pimenta e suco de limão enquanto quente e sirva.

Pepinos com recheio de caranguejo
Porção para 6 a 8 pessoas

NOTA: Este prato pode ser servido como antepasto ou como o primeiro prato do jantar.

- 60 gramas de carne de caranguejo cozida ou enlatada
- 2 colheres de sopa de *mirin* ou xerez cremoso
- 2 pepinos de tamanho médio
- sal
- 1 xícara de água
- 2 tiras de pimentão vermelho doce
- 12 ramos de agrião

Misture a carne de caranguejo com 1 colher de *mirin*. Ponha de lado. Descasque os pepinos, salpique com sal, deixe marinar por 10 minutos. Lave para retirar o sal. Corte uma extremidade do pepino e tire as sementes. Ferva 1 xícara de água. Ponha o agrião e cozinhe por 2 minutos. Escoe. Mergulhe em água fria e esprema para secar.
Ponha 3 ramos de agrião e uma fatia de pimentão dentro do pepino oco. Ponha a mistura de carne de caranguejo em torno do agrião, usando o *hashi* ou o cabo de uma colher. Corte em discos de 1 centímetro. Ponha os discos no prato de servir e salpique com o resto de *mirin*.

TEMPURA (COM CAMARÃO)
Porção para 4 pessoas

1 dúzia de camarões grandes diversos legumes frescos à sua escolha
(por exemplo, 8 ervilhas, 4 cogumelos, 1 abóbora *zucchini* pequena)
óleo de cozinhar

MASSA

1 ovo
água gelada até formar 1 xícara junto com o ovo
1 xícara de farinha de trigo peneirada

MOLHO

1/4 de xícara de *shoyu*
1 xícara de *dashi* 2
1/4 de xícara de *mirin* ou 1 1/2 colher de chá de açúcar

CONDIMENTOS

prato de *daikon* (ou rabanetes) ralado na hora
prato de rábano picante ralado na hora
OU
prato de raiz de gengibre ralada na hora

Descasque o camarão, deixando as barbatanas da cauda. Remova as veias pretas. Corte a parte de baixo para evitar que se enrosque de maneira demasiada. Lave o camarão e enxugue meticulosamente. Lave os legumes, enxugue meticulosamente e corte em pedaços, mais ou menos do mesmo comprimento que o camarão.

MASSA: Combine o ovo com água gelada numa tigela. Peneire a farinha e mexa ligeiramente com uma colher de pau ou os *hashis*. A massa deve ficar bem fina. Use imediatamente.

Encha uma panela ou uma frigideira funda com pelo menos três quartos de óleo de cozinhar, esquentando bastante. Mergulhe o camarão e os legumes na massa, um de cada vez. Largue os alimentos com a camada de massa no óleo quente. Cozinhe primeiro os legumes. Vão se formar bolhas grandes. Quando as bolhas se tornarem pequenas, o *tempura* estará pronto. Escoe e sirva quente, com o molho aquecido.

MOLHO E CONDIMENTOS: Misture o *shoyu*, *dashi* e *mirin* numa caçarola e cozinhe por vários minutos. Sirva o molho em tigelas separadas, junto com pratos separados de condimentos, de *daikon* (ou rabanete), raiz de gengibre ou rábano picante. A pessoa acrescenta tantos condimentos quanto quiser à sua tigela de molho. Mergulha o *tempura* quente na mistura de molho e condimento e come.

PRATOS DE PEIXE

Peixe cozido em folha laminada
Porção para 4 pessoas

    8 cogumelos, aparados e cortados em fatias
    1 cebola de tamanho médio, cortada em rodelas
    1 cenoura pequena, descascada e cortada em fatias
    4 pedaços de 100 gramas de salmão fresco

4 colheres de chá de saquê ou xerez seco
sal e pimenta a gosto
4 fatias de limão
4 folhas de papel-alumínio, cada uma com cerca de 30 por 40 centímetros

Esquente o forno previamente em 250°C. Ponha no centro de cada folha laminada várias fatias de cenoura, cogumelos e rodelas de cebola. Arrume um pedaço de salmão por cima deles em cada folha. Cubra o peixe com o restante da cenoura, dos cogumelos e salpique com pimenta, sal e xerez seco. Feche as folhas firmemente, a fim de que não escape nenhum líquido ou vapor. Cozinhe no forno quente por cerca de 15 minutos. Sirva quente, com as fatias de limão.

Shioyaki (peixe grelhado com sal)
Porção para 4 pessoas

4 trutas pequenas e limpas, com cabeça e rabo
sal
4 fatias de limão

Lave o peixe e enxugue. Faça algumas incisões na pele para que o tempero penetre e a pele não se rompa. Salpique sal nos dois lados do peixe e deixe em repouso por 30 minutos. Grelhe por cerca de 4 minutos num lado e depois vire para o outro por mais 5 ou 6 minutos.

Enfiar o peixe em espetos tornará mais fácil virá-los e impedirá que eles se contraiam — 3 espetos pequenos de metal oleados ou 3 espetos de bambu úmidos deverão ser inseridos em cada peixe. Sirva quente, com as fatias de limão.

NOTA: Pode-se substituir a truta por qualquer peixe de carne branca, como godião ou cavalinha. Se o peixe for maior, cortado em postas, deixe a pele para grelhar.

Nitsuke de peixe (peixe cozido em caldo temperado)
Porção para 4 pessoas

> 4 fatias (postas) de 140 gramas de peixe de carne branca (pargo, perca, linguado etc.) com as espinhas e pele
> 1/2 xícara de *dashi* 1
> 1/2 xícara de molho de soja
> 1/3 de xícara de *mirin*, porto branco ou vinho branco suave
> 1 pedaço (do tamanho do polegar) de raiz de gengibre, cortado em agulhas para ornamento

Faça algumas incisões na pele das postas de peixe. Numa panela rasa e plana, bastante grande para caber todo o peixe numa única camada, ponha a mistura de *dashi*, molho de soja e *mirin* para ferver. Coloque os pedaços de peixe com todo cuidado, numa só camada, enquanto o molho está fervendo. Tampe a panela e cozinhe por 5 a 7 minutos, ocasionalmente jogando o molho em cima do peixe, até que este fique pronto. Sirva quente, numa travessa funda, com uma quantidade generosa do líquido em que se cozinhou, salpicando por cima as agulhas da raiz de gengibre.

Teriyaki (com salmão)
Porção para 6 pessoas

> 650 gramas de filé de salmão, cortado em 6 pedaços

Molho

3 colheres de sopa de *mirin*, xerez doce ou porto branco
3 colheres de sopa de caldo de galinha, natural ou industrializado
1/2 xícara de molho de soja

Gelatina

1/4 de xícara de molho de *teriyaki* (ver acima)
2 colheres de sopa de caldo de galinha
1 colher de sopa de açúcar
1 colher de chá de amido de milho dissolvido em 1 colher de sopa de água

PREPARO DO MOLHO: Misture *mirin*, molho de soja e caldo numa tigela. Ponha de lado 1/4 de xícara. Ponha os pedaços de salmão no molho e marine por cerca de 30 minutos.

PREPARO DA GELATINA: Misture o molho de *teriyaki*, caldo de galinha e açúcar na panela. Leve quase ao ponto de fervura, depois reduza o calor. Acrescente a mistura de amido de milho e água, mexendo. Mexa constantemente enquanto cozinha, até que a massa gelatinosa engrosse.

Esquente a grelha previamente. Escoe o excesso de molho do peixe e grelhe por 4 a 5 minutos num lado, regando com o molho. Vire os filés. Regue e grelhe por mais 5 minutos. Tire da grelha quando os filés estiverem ligeiramente tostados. Espalhe a camada gelatinosa quente por cima de cada porção.

PRATOS DE FRANGO

Frango cozido no vapor
Porção para 4 pessoas

    2 peitos de frango desossados e sem as peles
    1 colher de sopa de sal
    1 colher de sopa de saquê ou xerez seco

Molho

    3 colheres de sopa de molho de soja
    1 colher de sopa de suco de limão
    1 colher de sopa de *dashi* 1

Guarnição

    Legumes e verduras crus picados, como repolho, cenoura, alface etc.

Salpique sal sobre os peitos de frango e deixe em repouso por 15 minutos. Lave o frango rapidamente sob água fria para remover o excesso de sal. Enxugue com toalhas de papel. Coloque-o num prato fundo, para caber dentro de uma panela de pressão. Salpique saquê. Cubra o prato com papel-alumínio. Cozinhe em fogo alto em água fervente, com a panela fechada, por cerca de 15 minutos ou até que a carne esteja pronta. Corte em pedaços de menos de 1 centímetro. Deixe esfriar para a temperatura ambiente. Sirva com vegetais crus picados. Misture molho de soja, suco de limão e *dashi* 1 e sirva em separado, num prato pequeno.

Fígado de frango grelhado
Porção para 4 pessoas

3 colheres de sopa de saquê
1 colher de sopa de molho de soja
1 colher de chá de açúcar
1 pedaço de 2,5 centímetros de raiz de gengibre fresca, ralada
8 fígados de frango, sem a gordura
pimenta-do-reino moída
4 espetos pequenos

Misture o saquê, molho de soja, açúcar e raiz de gengibre numa tigela. Acrescente os fígados de frango, mexendo e virando-os, de modo que fiquem inteiramente cobertos pelo molho. Marine da noite para o dia na geladeira. Tire os fígados de frango do molho, corte cada um ao meio. Guarde o molho.

Esquente a grelha previamente. Ponha 4 metades de fígado de frango em cada um dos 4 espetos. Ponha os fígados espetados por baixo da grelha a cerca de 12 centímetros da fonte de calor e grelhe por 5 minutos. Passe o restante do molho, vire e grelhe no outro lado por 4 a 5 minutos ou até que os fígados não estejam mais rosados. Sirva nos espetos, salpicados com a pimenta-do-reino moída recentemente.

Umani (vegetais com frango)
Porção para 6 a 8 pessoas

2 peitos de frango inteiros e desossados
2 xícaras de caldo de galinha, natural ou industrializado
1/4 de xícara de *shoyu*

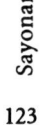

2 colheres de sopa de açúcar
2 xícaras de brotos de bambu cortados em cubos com cerca de 2 centímetros
2 xícaras de cogumelos frescos lavados e aparados, cortados ao meio, se forem grandes
2 xícaras de castanhas-d'água escoadas
2 cenouras médias, descascadas e cortadas em cubos de cerca de 2 centímetros
1/2 xícara de cebolinhas picadas
1 xícara de vagem fresca, cortada em pedaços de 2,5 centímetros de comprimento

Corte os peitos de frango em pedaços de aproximadamente 2,5 centímetros de largura e 5 centímetros de comprimento. Leve o caldo ao ponto de fervura. Acrescente ao frango *shoyu*, açúcar, brotos de bambu, cogumelos, castanhas, cenouras e cebolinhas. Cozinhe na panela fechada em fogo brando por 15 a 20 minutos ou até que o frango e os legumes comecem a ficar tenros. Se usar vagem fresca, cozinhe numa panela separada em água fervente por 5 minutos ou até que comece a ficar tenra. Escoe e acrescente à mistura de frango e legumes cozidos. Sirva quente.

Yakitori (com frango)
Porção para 4 pessoas

2 peitos de frango inteiros e desossados ou 4 coxas com osso cortadas em pedaços de 4 centímetros
6 cebolinhas, incluindo os talos verdes, cortadas em pedaços de 4 centímetros
8 espetos de bambu
pimenta-do-reino recém-moída

Molho

1/2 xícara de molho de soja
2 colheres de sopa de suco de limão
2 colheres de sopa de *mirin* ou xerez doce
açúcar a gosto

MOLHO: Misture os ingredientes do molho numa tigela. Ponha os pedaços de frango e cebolinha nos 8 espetos, alternados. Deve haver 3 pedaços de cebolinha e 3 pedaços de frango em cada espeto. Passe o molho. Grelhe num lado por cerca de 5 minutos; passe novamente o molho e grelhe no outro lado por mais 5 minutos ou até que o frango fique ligeiramente tostado. Ferva o molho restante por 1 ou 2 minutos.

PARA SERVIR: Ponha 2 espetos no prato. Salpique com pimenta-do-reino moída e molhe com uma quantidade pequena do molho restante.

PRATOS DE OVO

Chawanmushi (prato de ovo cozido no vapor)
Porção para 4 pessoas

3 ovos
2 xícaras de *dashi* 1 (ou caldo de galinha)
1 colher de chá de molho de soja
1/2 colher de chá de sal
1 peito de frango desossado, cortado em 8 pedaços que caibam na boca (ou 8 pedaços de carne de porco)

4 camarões pequenos (ou 4 pedaços pequenos de filé de peixe)
uma pitada de sal
2 colheres de chá de saquê
4 cogumelos
4 meias fatias de brotos de bambu
60 gramas de espinafre escaldado e cortado em pedaços com 2,5 centímetros de comprimento

NOTA: O *chawanmushi* é comido em tigelas especiais, *chawan*, de cerâmica, com tampas removíveis. Se não forem disponíveis, use xícaras grandes de café, bem fechadas com papel-alumínio. Mantenha as xícaras cobertas até que esteja pronto para comer.

Bata os ovos numa tigela. Acrescente o *dashi* 1 ou o caldo temperado com molho de soja e sal. Passe numa peneira fina, a fim de misturar completamente as gemas e claras dos ovos. Salpique sal e saquê sobre o frango, o camarão e a mistura. Deixe descansar por 10 minutos. Em cada uma das quatro tigelas de *chawan* ponha um camarão, um cogumelo, dois pedaços de frango e um pedaço de broto de bambu. Encha as tigelas com a mistura de ovo até 1 centímetro da borda. Ponha algumas folhas de espinafre em cada tigela e tampe. Numa panela grande o suficiente para caber as quatro tigelas, ponha água para ferver. Coloque as tigelas na panela e tampe. Deixe cozinhar por 13 a 15 minutos, em fogo médio. Para verificar se já está pronto, fure a superfície da mistura com um palito. Quando não escorrer mais nenhum fluido do buraco, o *chawanmushi* está pronto. Sirva em tigelas.

BOLO DE ESPINAFRE
Porção para 6 pessoas

> 650 gramas de espinafre cozido
> 4 ovos batidos
> 1 xícara de iogurte de baixo teor de gordura, não adoçado
> 100 gramas de miolo de pão
> sal, pimenta e noz-moscada a gosto
> 1 colher de sopa de manteiga ou margarina

Unte com manteiga uma fôrma de torta de 20 centímetros. Esquente o forno a uma temperatura moderada. Esprema tanta água quanto possível do espinafre e corte em pedaços de 1 centímetro. Misture os ovos batidos, iogurte, miolo de pão e espinafre, tempere com sal, pimenta e noz-moscada. Ponha a mistura na fôrma de torta untada com manteiga e asse por 45 minutos ou até que fique pronto.

OMELETE FINA JAPONESA
Porção para 2 pessoas

> 4 ovos
> óleo vegetal
> 1 pitada de sal
> 1 pitada de açúcar (opcional)

Bata os ovos. Acrescente sal e açúcar, se desejado. Unte ligeiramente com óleo o fundo e os lados de uma panela de omelete ou frigideira. Esquente a panela sobre um fogo não muito alto. Quando uma gota de água despejada na superfície da panela se evaporar instantaneamente, despeje na panela a mistura de ovo, de maneira a cobrir o fundo uniformemente. Incline a panela sobre o fogo, cobrindo toda a superfície com a mistura de ovo. Quando as beiras da omelete estiverem cozidas, o centro também estará pronto. Retire a panela do fogo e gentilmente vire a omelete, usando uma espátula. Cozinhe o outro lado da omelete até ficar seco e pronto. Retire a omelete da panela e ponha no prato de servir.

Repita o processo, até o final da mistura de ovo. As omeletes podem ser esfriadas e depois cortadas em qualquer forma desejada. Ornamente com salsa, nabo branco ralado ou qualquer outra coisa que desejar.

NOTA: Esta omelete é freqüentemente picada e servida como uma guarnição para arroz ou salada. Pode-se também usar a omelete para envolver o arroz de *sushi* ou enrolar vegetais *sautés*.

Capítulo 11

Coma Bem e Permaneça Esbelto ao Estilo Japonês

Um dia, no programa *Bom Dia, América*, da rede de televisão americana ABC, Linda Evans, a linda estrela da famosa série *Dinastia*, começou a falar sobre a sua dieta e a receita especial para se manter esguia. Comentou que sua saúde e boa aparência eram uma decorrência de seu "metabolismo sensacional", o qual, por sua vez, atribuiu aos bons hábitos alimentares.

Ela declarou que sempre sentou à mesa para o jantar na expectativa de comer alguma coisa com prazer.

— Ponha a mesa, acenda velas, providencie um fogo a arder na lareira, faça o cenário muito atraente para si mesmo. Prepare uma comida de que goste de verdade, sirva-se de pequenas porções, leve vinte minutos ou mais para comer. — E ela acrescentou: — Você se sente satisfeito, contente, em paz consigo mesmo, feliz.

Embora não mencionasse expressamente o estilo japonês, Linda estava apresentando, sem o saber, várias de suas características principais e mais importantes:

- "Ponha a mesa, acenda velas, providencie um fogo a arder na lareira, faça o cenário muito atraente para si mesmo." Como se pode constatar, ela estava simplesmente expondo os meios principais que os japoneses usam para tornar o local do jantar propício a serenidade e bom apetite. Ela poderia dizer: "Metade da batalha é obter o clima certo para uma boa refeição."
- "Prepare uma comida de que goste de verdade." Os japoneses não admitem comer qualquer coisa que não seja apetitosa, esteja cozida demais ou não seja fresca. Sempre selecionam os melhores alimentos e os limpam meticulosamente antes de começarem a prepará-los.
- "Sirva-se de pequenas porções." Esse é rigorosamente um hábito japonês. Comer uma variedade de alimentos e comer menos de cada porção é um modo de vida — um modo de vida que resultou em muito menos excesso de peso do que se encontra entre os ocidentais.
- "Leve vinte minutos ou mais para comer." Inconscientemente, Linda defendia o estilo japonês de comer — vagaroso, calmo, descontraído. A comida assimilada devagar tende a encher o estômago mais plenamente e comunica a satisfação ao cérebro mais depressa do que o alimento devorado às pressas. É outro elemento essencial no estilo japonês de comer.
- E Linda disse, na conclusão: "Você se sente satisfeito, contente, em paz consigo mesmo, feliz." Esse é o objetivo de qualquer boa refeição japonesa.

Os cinco pontos principais que Linda Evans apresentou inadvertidamente sobre a cozinha e a maneira de comer japonesa podem constituir uma excelente base para uma dieta ocidental. É claro que ela não abordou qualquer aspecto do preparo, cozimento e consumo dos alimentos, mas cobriu a maioria dos outros pontos salientes da cozinha de Tóquio.

Passando para o estilo japonês

O objetivo deste livro não é influenciar as pessoas a jogarem fora todas as panelas de massas e assadeiras, passando a cozinhar apenas *hibachi*, a substituir o pão e manteiga pelo arroz e talharim. O objetivo é fazer com que você pense na seleção e preparo dos alimentos como os japoneses fazem. Claro que você pode fazer de vez em quando uma boa refeição japonesa — use alguns dos alimentos indicados aqui e cozinhe-os da maneira descrita —, mas não precisa se tornar totalmente japonês, nunca mais saboreando um hambúrguer ou batatas fritas.

Se fizer isso, estará propenso a cometer os mesmos erros que os japoneses em sua dieta — como acrescentar sal demais, por exemplo. O importante é adaptar os princípios que tornam a dieta japonesa emagrecedora, levando seu corpo a um estado saudável e esguio.

Adotando o estilo japonês, você estará reduzindo em cerca de 30 por cento o seu consumo de gordura nas calorias diárias. No processo, reduzirá a quantidade de gordura saturada que come e causa os depósitos de colesterol, ao mesmo tempo que obtém na sua dieta as quantidades apropriadas de fibras e carboidratos "bons".

Vamos analisar os grupos de alimentos um a um.

Peixe, carne de boi e aves

O cardápio japonês não incluiu por muito tempo aves e carne de boi, mas agora esses alimentos são comuns. Contudo, são consumidos com a inconfundível filosofia japonesa de moderação. Os japoneses não abusam das aves e carne de boi, concentrando-se principalmente no peixe. A verdade é que ninguém precisa de carne vermelha em todas as refeições. Essa é uma tradição que só se encontra no Ocidente, no tempo em que todos queriam comer a dieta dos ricos e prósperos.

Se você reduz o seu consumo de carne e substitui por fontes vegetais, pode obter proteína com pouca gordura e sem nenhum colesterol. Da longa lista de carnes e aves, escolha frango, peru e peixe, se puder. Contêm muito menos gordura total e gordura saturada do que a carne de boi e porco, por exemplo.

Outro truque japonês: sempre mantenha as porções pequenas. Atualmente, nos Estados Unidos, a maioria das pessoas que controla o peso tenta manter o consumo de carne em 80 a 100 gramas por refeição — uma diferença e tanto para o tempo em que a receita média previa pelo menos 200 gramas de carne por pessoa!

Diga-se de passagem que em muitos livros de culinária, ainda nas prateleiras, há receitas prevendo 230 e até 300 gramas de carne para cada pessoa! Dê uma olhada. Ficará surpreso. Nos mesmos livros, a contagem de calorias (um elemento acrescentado posteriormente) é geralmente para uma porção de carne de 100 a 120 gramas.

Como os japoneses incluem muitos pratos diferentes numa refeição — ou podem fazê-lo, se quiserem —, um prato pode conter apenas 30 gramas de comida ou até menos. Lembre-se de manter reduzido o consumo de carne de boi, peixe e aves. Vai compensar em menos quilos no seu corpo.

Como selecionar os cortes de carne para o controle do peso
Os japoneses sempre pensam ao escolher o corte de carne. Compre uma carne tão magra quanto possível. Para bife, escolha quarto dianteiro, alcatra, cernelha e ponta de lombo; barrigueira, chã, filé; carne moída magra; carne de peito magra. Esqueça a carne de porco. No carneiro, escolha o pernil, quarto dianteiro, costela e lombo.

Em termos de aves, prefira o frango (cozido e grelhado) e o peru.

De um modo geral, o peixe tem pouca gordura e gordura saturada — a não ser o atum enlatado em óleo, salmão, fresco ou enlatado, sardinhas enlatadas em óleo e cavalinha. A maioria dos crustáceos tem alto teor de colesterol, mas é baixo em gordura, servindo como um bom substituto para a carne. O camarão, um dos alimentos mais apreciados no Japão, possui um conteúdo de colesterol superior ao de qualquer outro crustáceo.

Como preparar os alimentos pensando na manutenção do peso

Os japoneses sempre pensam ao prepararem carne, peixe ou ave. Apare toda gordura que puder antes de cozinhar. Não se esqueça de eliminar toda a gordura que o açougueiro deixa na carne. Livre-se também da grande quantidade de gordura que existe *por baixo da pele das aves.*

Quando assar a carne, despeje óleo vegetal por cima. Regue a carne com o líquido da panela. Asse em fogo baixo, pois assim estará se livrando da maior parte da gordura. Ponha a carne numa grade, deixando escorrer a gordura.

Grelhe ou asse peixes, carnes e aves. Os japoneses usam muita fritura, mas mantenha a sua num mínimo. Se fritar, ponha um mínimo de gordura na carne ou peixe e só deixe no fogo por pouco tempo, reduzindo assim a quantidade de óleo absorvida.

Pode-se usar outro recurso japonês, escaldando o peixe em água temperada com suco de limão, vinagre ou saquê, ervas e condimentos. Ou pode-se escaldar o peixe numa mistura típica de sopa rala.

Como guarnecer com a consciência de controle de peso

Os japoneses evitam totalmente os molhos gordurosos, provavelmente porque sempre usaram mais peixe do que carnes ou aves. Você pode fazer a mesma coisa. Lembre-se de que os japoneses gostam de preparar os alimentos tão próximos do estado natural quanto possível, antes de servi-los. Usam condimentos e temperos, mas não gostam que se sobreponham ao sabor original do alimento ou altere por qualquer forma o seu gosto natural.

Leite e Derivados

Os japoneses quase não usam laticínios. Mas não há necessidade de você suprimir todo leite, queijo ou ovos. Na verdade, os japoneses atualmente usam tantos ovos quanto os ocidentais.

Você pode limitar as porções de leite a duas por dia. Considera-se uma porção 220 gramas de leite ou 30 gramas de queijo compacto. Muitas pessoas em dieta de emagrecimento preferem o leite de pouca gordura ou desnatado. Com isso, consomem menos colesterol e menos gordura. Cabe ressaltar que o leite homogeneizado tem 3,5 por cento de gordura. Passando a consumir o leite com baixo teor de gordura, pode-se reduzir para 2 por cento e até para 1 por cento.

O leitelho é leite com pouco teor de gordura; use-o para cozinhar ou fazer panquecas. O iogurte feito com leite parcialmente desnatado contém cerca de 1 por cento de gordura. Use leite ou leite em pó no café. O creme leve tem 20 por cento de gordura; o creme grosso batido tem 38 por cento de gordura. Os substitutos do creme batido, como o creme azedo artificial e o falso creme de queijo, são feitos com óleo de coco, que contém muita gordura saturada. Evite-os.

Queijos e Ovos

Reduza ao mínimo os queijos compactos e processados; possuem elevado teor de gordura e colesterol. Use fatias de queijo de pouca gordura ou ricota. O queijo ricota comum tem 4 por cento de gordura de leite; o ricota de pouca gordura tem a metade ou até menos. Esqueça o *cream cheese*; tem 37 por cento de gordura!

A gema de um único ovo contém quase a porção de colesterol de um dia inteiro. Mas você não precisa comer ovos todos os dias. Quando o fizer, separe a gema da clara. Você pode comer tanta clara de ovo quanto quiser; é uma fonte de proteína de poucas calorias.

Numa receita que pede um ou dois ovos, ponha duas claras no lugar de um ovo inteiro ou três claras por dois ovos inteiros. Se está acostumado a comer talharim feito com ovos, procure um substituto à base de arroz ou outros vegetais.

Gorduras e Óleos

Quando tiver de cozinhar com gorduras ou óleos, faça-o ao estilo japonês. Não use gorduras animais saturadas como manteiga, toucinho, sebo, banha de porco ou gordura de frango, especialmente se tiver tendência a um alto índice de colesterol no sangue. Use os óleos vegetais de cozinhar, mas evite a gordura vegetal sólida. Prefira os óleos vegetais e margarinas não-saturadas. Algumas margarinas são quase tão saturadas de gordura quanto a manteiga; quanto mais suave a margarina, menos saturada. A margarina deve conter duas vezes mais gordura não-saturada do que gordura saturada.

Como os japoneses, use óleo de gergelim, que tem sabor de nozes e é perfeito para saladas e vegetais *sautés*. Óleo de açafrão é suave e bom para fazer a sua maionese. Óleo de milho é bom para cozinhar. Os óleos de soja e amendoim são fortes e podem ser misturados com outros óleos.

NOTA: Aprenda a verificar os ingredientes de todos os alimentos processados. Se um produto contém óleo de coco ou de dendê, não o compre. Esses dois óleos vegetais são os únicos que contêm elevado teor de gordura saturada.

Evite comer os alimentos já prontos; provavelmente são cozidos com gordura saturada.

Ao executar receitas, substitua a manteiga ou gordura vegetal sólida por óleo vegetal. Faça os seus próprios molhos de salada, usando óleo vegetal não-saturado, maionese caseira, iogurte ou leitelho. Você pode até fazer um molho de ervas, com vinagre ou suco de limão, mas sem qualquer óleo; esse é o estilo japonês.

Quando fritar ou dourar, não exagere no óleo vegetal. É suficiente regar um pouco a panela.

Legumes e Frutas

A mensagem é simples: faça como os japoneses. Coma muitos legumes e algumas frutas.

E no caso dos legumes, cozinhe-os pouco e depressa, usando o mínimo possível de temperos ou condimentos.

Sobremesas

Os japoneses comem pequenos doces de massa, mas nem sempre os consomem como sobremesa. Um pedaço de fruta fresca geralmente é o bastante para sobremesa; se um doce é servido, quase que invariavelmente é bem pequeno.

Os doces de massas e bolos podem ser familiares aos japoneses, mas o mesmo não acontece com a torta. Se você quer comer ao estilo japonês, não precisa renunciar aos doces, bolos e tortas. Mas quando comê-los, faça como os japoneses o fariam: em porções bem pequenas, por favor!

Não se esqueça de uma coisa: quanto menor o pedaço, mais satisfatória será a sobremesa.

Esqueça os bombons e glacês de todos os tipos. Muitos bombons são feitos com creme ou contêm recheios de coco.

Condimentos e Lanches

Algumas nozes e sementes — como sementes de girassol e gergelim — são ótimos alimentos, porque contêm alta proporção de gordura poliinsaturada e nenhum colesterol. Apesar disso, contêm muita gordura total e calorias. Portanto, não as consuma em excesso.

As melhores nozes — pelo menos do ponto de vista da gordura envolvida — são as nozes comuns, pecãs, amêndoas e amendoins.

Mas tome cuidado com a manteiga de amendoim! É rica em gordura total e em calorias. Pode-se consumir manteiga de amendoim no lugar da carne, mas não o faça com freqüência. Use somente duas colheres de sopa para o equivalente a uma porção de carne. A manteiga de amendoim antiga é melhor que a do tipo processado. O processamento usa óleo hidrogenado para impedir que a manteiga de amendoim se desmanche. Além disso, algumas marcas usam açúcar e sal na fabricação. Evite as nozes ou castanhas servidas como tira-gosto enquanto está fazendo uma dieta de emagrecimento, porque o conteúdo de gordura varia entre 45 e 75 por cento do peso.

Comer Fora

Quando se sai para jantar, não é preciso ir a um restaurante típico para se comer ao estilo japonês. Basta tomar cuidado com o que se escolhe. Prefira os pratos que não tenham muitos condimentos e molhos gordurosos; selecione os que forem servidos tão próximos quanto possível do estado natural. Também evite queijos, frituras, pastelões e assim por diante.

- *Como antepasto*: Escolha frutas e legumes frescos ou sucos. Os coquetéis de frutos do mar são ótimos. Mas evite manteiga ou óleos temperados, assim como o creme, azedo ou doce.
- *Como sopa*: Escolha um consomê claro ou caldo com talharim ou legumes. Mas evite as sopas de cebola, ovo, cremosas e com condimentos à base de queijo.
- *Como salada*: Escolha as saladas verdes e misturadas. Uma salada especial da casa pode incluir frango, peru, frutos do mar, atum, rosbife ou presunto magros. Você pode comer salada de repolho ou salada de batata — desde que tenha um mínimo de maionese. Evite queijos e molhos cremosos.
- *Como peixe*: Escolha qualquer variedade preparada sem gordura. Evite o molho tártaro.
- *Como ave*: Escolha frango ou peru, preparados sem gordura e com a pele removida. Evite o ganso e o pato, frituras e camadas de massa.
- *Como carne vermelha*: Escolha sempre um corte traseiro de boi, carneiro ou porco. Pode optar por qualquer corte de vitela, exceto o de barrigueira. Evite os molhos gordurosos e camadas de massa.
- *Como fruta*: Não há necessidade de qualquer rigor na escolha de frutas. Mas evite os cremes e coberturas.

- *Como vegetais*: Coma tantos vegetais simples quanto quiser. Cuide para que os legumes sejam servidos sem óleo nem molho.
- *Como pão*: Pode comer pão francês e torradas. Evite os biscoitos, *croissants*, broas e pães amanteigados.
- *Como sobremesa*: Escolha o bolo simples, feito apenas de farinha, açúcar e claras, gelatinas, laticínios de pouca gordura. Evite os sorvetes e substitutos artificiais de laticínios.
- *Como bebida*: Tome produtos derivados do leite com pouca gordura, refrigerantes carbonados com adoçante artificial, sucos de fruta, café e chá. Evite as bebidas cremosas e os substitutos artificiais para derivados do leite.
- *Como condimentos*: Escolha picles, mostarda, *catchup*, suco de limão, vinagre, especiarias e ervas.

Muitos restaurantes usam gorduras animais ou gorduras vegetais saturadas no preparo dos pratos. Se você está num restaurante oriental, pode comer alimentos fritos, já que os japoneses e chineses usam óleos de soja — que contêm gordura não-saturada — para a fritura. Mas não se esqueça de que esses óleos contêm tantas calorias quanto as gorduras animais.

Como regra geral, pense como os japoneses:

- Prefira o prato que é preparado e servido com o máximo de simplicidade.
- Prefira o prato que não tenha qualquer gordura.
- Concentre-se em aves, peixe e frutos do mar — exatamente como os japoneses.
- Pode sempre pedir o peixe grelhado, sem manteiga.
- Pode pedir o molho de salada separado, a fim de acrescentar a quantidade que quiser.
- Pode pedir a carne e batatas servidas sem qualquer molho.
- Pode pedir óleo ou vinagre para o molho de salada, servindo-se pessoalmente.

Como Linda Evans disse: "Você se sente satisfeito, contente, em paz consigo mesmo, feliz."

O que mais se pode querer?

Nanimo! Nada!

Capítulo 12

Perca até Sete Quilos em um Mês

Se você está com excesso de peso e quer perder alguns quilos, deve se lembrar de que não poderá consegui-lo sem um esforço determinado e contínuo. A simples consciência do problema de peso já é um passo enorme para o controle, porque o leva a constatar que está comendo demais.

Fazer dieta é uma questão de levar essa consciência um passo à frente e convertê-la em ação. Deve-se ter muito mais ponderação e cuidado do que antes na escolha dos alimentos, devendo se apegar ao regime de uma maneira firme.

Se você é uma dessas pessoas que começa a fazer dieta comendo cenoura crua e uma xícara de iogurte, enquanto o resto da família à mesa come bife com batatas, então está propensa a um terrível despertar. O jejum pode ajudar a emagrecer de uma maneira drástica, porque não apenas você está se privando dos nutrientes necessários para o funcionamento normal do corpo, como também se negando às satisfações fisiológicas e psicológicas de comer — inclusive a de sentar à mesa e partilhar uma refeição alegre com as pessoas a quem ama.

O controle do peso é um projeto sério, a longo prazo, incluindo a perda de peso e a manutenção depois. Deve ser desenvolvido de uma maneira científica e lógica, levando em consideração os seus hábitos alimentares e de todas as pessoas que o cercam. É preciso muito mais atenção e habilidade para se planejar uma "refeição de dieta" do que uma refeição comum.

Mesmo com o planejamento mais eficiente, você pode experimentar frustração; a exaustão física e psicológica pode minar sua força antes que alcance o peso desejado. Pode encontrar um meio de compensar o sofrimento físico que experimenta com a alimentação restringida e a falta de variedade no cardápio com a satisfação mental que obtém por acabar alcançando uma perda de peso substancial.

Cardápios por 15 dias para perder sete quilos

Há neste capítulo uma amostra de cardápios para 15 dias, que poderá ajudá-lo a perder até sete quilos em um mês — comendo ao estilo japonês. Como se pode constatar à primeira vista, não é muito difícil comer para emagrecer, contanto que se reduzam as gorduras e os óleos. O problema do açúcar, por si só, não é tão grave. Jamais esqueça, porém, que praticamente todos os doces (bolos, tortas e outras sobremesas) contêm manteiga, gordura ou creme — *além do açúcar*. As saladas de frutas e compotas são as únicas sobremesas que constituem uma exceção a essa regra.

Aqui estão algumas indicações úteis sobre emagrecimento, nas quais você deve pensar enquanto faz dieta:

Quanto mais gordo você for no começo, mais depressa vai emagrecer, enquanto mantém qualquer dieta.

Se você tem 35 por cento de excesso de peso, por exemplo, pode perder até sete quilos em um mês com a dieta apresentada aqui; mas se tem apenas 20 por cento de excesso de peso, não vai perder mais que três quilos e meio.

Não espere por qualquer perda de peso apenas um dia depois de iniciada a dieta.

O corpo tende a resistir à perda de peso. Talvez você não constate nenhuma mudança no peso por dois ou três dias. Qualquer "dieta" que alegue que você pode perder alguns quilos no primeiro dia geralmente envolve apenas uma perda de fluidos do corpo — o que não constitui uma perda de peso genuína, já que os quilos retornam assim que você volta a ingerir os líquidos.

Não fique desapontado ao descobrir que está um pouco mais gordo num dia do que estava no dia anterior.

O peso do corpo pode flutuar de meio a um quilo de um dia para outro, dependendo de sua condição física. É a mudança global de peso em uma semana, em vez de um dia apenas, que faz a diferença vital.

Quando comer carne, compre-a tão vermelha quanto possível e apare o máximo de gordura que puder, antes de cozinhar.

Como já foi ressaltado ao longo deste livro, um dos motivos principais pelos quais a cozinha japonesa é leve e boa para o controle de peso é o fato de incluir muitas fontes de proteína animal e de pouca gordura, como peixes e crustáceos, e também o de se aparar a maior parte da gordura de qualquer carne vermelha, durante o preparo.

Limite o preparo do alimento que exija gordura ou óleo adicional.
Use métodos de cozinhar como grelhar, ferver, cozinhar no vapor ou num caldo.

Não prepare mais comida do que pode comer. Jogue fora todos os extras, se por acaso preparar demais.

Isto não é uma exortação a desperdiçar comida. É apenas um lembrete de que qualquer excesso deve ser tratado de uma maneira fácil ou difícil: da mesa para a lata de lixo (a maneira mais fácil) ou da mesa para a gordura desnecessária em sua barriga (a maneira difícil). Faça a sua opção: livre-se do excesso agora... ou pague por isso depois.

Procure preparar a comida para várias pessoas, em vez de uma apenas.

É mais fácil preparar uma fatia de rosbife para várias pessoas do que grelhar um bife de 100 gramas para apenas uma pessoa. Você pode obter uma variedade maior na dieta quando a prepara para um grupo. Você precisa de uma colher das de chá de óleo para fritar de leve 120 gramas de espinafre, por exemplo, mas precisa apenas de duas colheres das de chá de óleo para preparar meio quilo de espinafre para quatro pessoas.

Reduza ao mínimo as quantidades de sal e condimentos que você come.
Quando um prato está salgado, você precisa comer mais batatas, pão ou massa para compensar. Além disso, os alimentos muito temperados tendem a *aumentar* seu apetite.

Se resta algum molho no prato depois que você acabar de comer, deixe-o... não o absorva em pão para comer!
O molho freqüentemente contém gordura ou óleo.

Coma regularmente. Evite saltar refeições ou fazer lanches entre as refeições.
É muito difícil controlar a quantidade de alimento consumido quando se comem "coisinhas" entre as refeições. Geralmente as comidas nesses lanches tendem a possuir um elevado teor de calorias. A omissão de uma refeição perturba o ritmo do corpo e causa fadiga desnecessária. E muitas vezes o leva a comer mais do que o necessário quando senta à mesa para a refeição seguinte.

Não coma alimentos com um alto teor de calorias antes de se deitar.
Se você ingere calorias que não serão usadas como energia imediatamente, elas serão guardadas como gordura no corpo.
Estas são apenas algumas indicações relacionadas diretamente com o controle do peso. É claro que há muitos outros pontos importantes para uma vida saudável — física e mental —, como já foi analisado ao longo deste livro.
Os cardápios apresentados aqui foram projetados para ajudá-lo a emagrecer, não para manter o peso desejado, depois que o alcançar. Para manter um peso desejado, você pode acrescentar outra fatia de pão ao desjejum, trocar o iogurte ou leite desna-

tado por produtos naturais, tomar um copo de vinho ou um aperitivo ao jantar, até adicionar uma colher de açúcar em seu café ou chá. Pode até acrescentar uma porção de sorvete de fruta com base em água a um cardápio do almoço ou jantar.

Esperamos que você consiga emagrecer, ao mesmo tempo que desfruta a dieta!

NOTA: Um asterisco indica que a receita está incluída no Capítulo 10. A medida ao lado do prato é a porção indicada para a manutenção de um programa de perda de peso.

DIA 1

Desjejum

    suco de tomate (*20 centilitros*)
    pão de trigo integral (*1 fatia*) com manteiga ou margarina (*7 gramas*)
    ovo pochê (*1*)
    café ou chá

Lanche da manhã

    leite com pouca gordura (*20 centilitros*)

Almoço

    salada de queijo ricota com queijo ricota de pouca gordura (*60 gramas*)
    cenouras em tiras (*30 gramas*)
    pepinos em fatias (*60 gramas*)

beterraba em fatias (*60 gramas*)
alface (*2 a 3 folhas*) temperados com sal, pimenta
suco de limão e óleo de salada (*1 colher de chá*)
bolachas de trigo integral (*4 a 5*)
chá, café ou bebida de dieta

Lanche da tarde

maçã (*1*)

Jantar

Hiya-yakko* (*tofu* frio)
tofu suave (*120 gramas*) servido com um molho (*2 colheres de sopa*)
sunomono de espinafre*
umani* com carne de frango magra (*60 gramas*)
brotos de bambu (*1/4 de xícara*)
cogumelos (*1/4 de xícara*)
cenoura (*1/4 de média*)
vagem (*1/8 de xícara*)
sopa de pitu e pepino* com pitus (*40 gramas*)
pepino (*1/6*)
cogumelo (*1 pedaço*)
arroz cozido simples (*120 gramas*)
abacaxi em calda (*1 fatia*)
chá

DIA 2

Desjejum

toronja (*1/2*)
flocos de milho (*30 gramas*) com leite de pouca gordura (*20 centilitros*)
e mel (*1 colher de chá*)
café ou chá

Lanche da manhã

iogurte de pouca gordura não-adoçado (*180 gramas*) com geléia de fruta à escolha (*1 colher de chá*)

Almoço

Sopa de talharim japonês* com *soba* (talharim de trigo-sarraceno) (*60 gramas seco*)
peito de galinha (sem pele) (*60 gramas*)
cebolinha-verde (*15 gramas*)
dashi* ou caldo de galinha (*25 centilitros*)
maçã (*1/2*)
chá

Lanche da tarde

bebida de dieta
tiras de vegetais, como cenoura, aipo, pepino (*30 gramas cada*)
bolachas de trigo integral (*4 a 5*)

Jantar

consomê de carne (*20 centilitros*) com pedaços de aipo, cenoura e cebolinha-verde (*15 gramas de cada*)
frutos do mar grelhados* com camarão (*2 grandes*)
linguado (*30 gramas*)
cogumelos (*2*)
pimentão verde (*1/8 grande*)
tomates pequenos (*2*)
limão (*1/8*)
arroz cozido com caldo de galinha (*120 gramas*)
salada verde (*60 gramas*) com óleo (*1 colher de chá*) vinagre ou suco de limão
laranja com vinho* (*1 porção*)
chá

DIA 3

Desjejum

cantalupo (*1/2*)
farelo de trigo (*30 gramas*) com leite de pouca gordura (*20 centilitros*)
e mel (*1 colher de chá*)
café ou chá

Lanche da manhã

banana (*1 de tamanho médio*)

Almoço

peito de peru em fatias (*60 gramas*) com tomate (*1/2*)
pimentão verde em fatias (*1/4*)
rabanete (*5 pedaços*)
alface (*2 a 3 folhas*)
suco de limão
pão de centeio (*1 fatia*)
bebida de dieta

Lanche da tarde

leite de pouca gordura (*20 centilitros*)

Jantar

salada de pepino e sementes de gergelim* com pepino (*1/3 do pequeno*)
sementes de gergelim (*1 colher de chá*)
carne de caranguejo (*1/6 de xícara*)
omelete fina japonesa* (*2 camadas*)
ovo (*1*)
vitela com vegetais grelhados*
vitela magra (*60 gramas*)
brotos de vagem (*60 gramas*)
cenoura (*15 gramas*)
cogumelo chinês (*1/2 pedaço*)
brotos de bambu (*30 gramas*)
cebolinha-verde (*1/2 talo*)
óleo de gergelim (*1/2 colher de chá*)
sopa *miso** (*20 centilitros*) com *miso*
abóbora *zucchini* em fatias (*30 gramas*)
arroz cozido simples (*120 gramas cozido*)
pêra fresca (*1*)
chá

DIA 4

Desjejum

    suco de tomate (*20 centilitros*)
    farelo de trigo (*30 gramas*) com leite de pouca gordura (*20 centilitros*)
    e mel (*1 colher de chá*)
    café ou chá

Lanche da manhã

    café ou chá
    bolachas de trigo integral 2 *(30 gramas)*

Almoço

    salada com abacate em fatias (*1/4*)
    camarão cozido (*60 gramas*)
    tomate em fatias (*1/2*)
    suco de limão
    bolachas de trigo integral (*5*)
    leite de pouca gordura (*20 centilitros*)
    café ou chá

Lanche da tarde

laranja (*1*)

Jantar

frango cozido no vapor* com peito de frango (*90 gramas*)
alface picada (*30 gramas*)
rabanetes (*3*)
namasu de cenoura * com *daikon* (rabanete) (*40 gramas*)
cenoura (*1/6*)
berinjela cozida* (*1/2*)
sopa clara* (*20 centilitros*) com ovo cozido (*1/2*)
espinafre cozido (*15 gramas*)
arroz cozido simples (*120 gramas cozido*)
salada de frutas em lata (acondicionada em água) (*90 gramas*)
chá

DIA 5

Desjejum

farelo de trigo (*30 gramas*) com leite de pouca gordura (*20 centilitros*) e mel (*1 colher de chá*)
café ou chá

Lanche da manhã

pêra fresca (*1 de tamanho médio*)

Almoço

endívia (*60 gramas*) com queijo suíço, picado (*30 gramas*)
maçã picada (*1/2*)
nozes picadas (*1 colher de sopa*)
óleo (*1 colher de chá*)
vinagre
alface (*2 a 3 folhas*)
bolachas de trigo integral (*5*)
café ou chá

Lanche da tarde

leite gelado (*60 gramas*)

Jantar

salada de *daikon* com camarão*
daikon (rabanete) (*1/6*)
pepino em cubos (*1 colher de sopa*)
camarão picado (*1 grande*)
bife *teriyaki** com bife de costado (*100 gramas*)

agrião *sauté* (*90 gramas*)
sopa *miso** com *miso* (pasta de soja) (*1 colher de sopa*)
tofu (*30 gramas*)
dashi 1 ou *dashi* 2* (*20 centilitros*)
cebolinha-verde picada (*1 colher de chá*)
arroz cozido simples (*120 gramas cozido*)
fruta fresca sortida
kiwi (*1/2*)
abacaxi (*1 fatia*)
cerejas (*7*)
chá

DIA 6

Desjejum

toronja (*1/2*)
pão de trigo integral (*1 fatia*) com manteiga ou margarina (*8 gramas*)
leite de pouca gordura (*20 centilitros*)
café ou chá

Lanche da manhã

maçã (*1/2*)

Almoço

arenque (em salmoura) (*1 filé*) com batatas cozidas cortadas (*90 gramas*)
vagens cozidas (*30 gramas*)
pepino em fatias (*60 gramas*)
tomate em fatias (*1/4*)
suco de limão
café ou chá

Lanche da tarde

bebida de dieta ou café ou chá
bolachas salgadas (*5*)

Jantar

aspargos cozidos (*3 grandes*) com suco de limão
pernil de cordeiro assado bem aparado (*fatia de 100 gramas*)
ervilhas cozidas (*90 gramas*) com cenoura picada (*30 gramas*)
cebola picada (*30 gramas*)
manteiga ou margarina (*8 gramas*)
pãozinho (*1*)
pêra fresca (*1/2*)
café ou chá

DIA 7 (Nota: este é um domingo especial)

Desjejum reforçado

toronja (*1/2*)
panquecas feitas com leite de pouca gordura (*2 com 10 centímetros de diâmetro*)
com calda doce (*1 colher de sopa*)
café ou chá

Lanche no meio do dia

iogurte de pouca gordura não-adoçado (*180 gramas*)
com mel (*1 colher de chá*)
maçã (*1/2*)

Ajantarado

chawanmushi* (prato de ovo cozido no vapor com ovo) (*3/4*)
carne de frango (*1/4 de peito*)
camarão (*1 pequeno*)
vegetais na receita (*1 porção*)
repolho chinês no vinagre* (*3/4 de folha*)
nitsuke* (peixe cozido no caldo) com peixe de carne branca (*150 gramas, as espinhas incluídas*)
vagens (*60 gramas*) com molho de gergelim* (*1/2 colher de sopa*)
arroz cozido simples (*120 gramas cozido*)
morangos (*100 gramas*) com açúcar (*1 colher de chá*)
chá

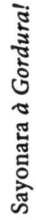

DIA 8

Desjejum

> toronja (*1/2*)
> pão de queijo grelhado ou pão torrado com queijo
> pão de trigo integral (*1 fatia*)
> queijo processado de pouca gordura (*1 fatia*)
> café ou chá

Lanche da manhã

> leite de pouca gordura (*20 centilitros*)

Almoço

> suco de tomate (*20 centilitros*)
> sanduíche aberto com pão de centeio (*1 fatia*)
> rosbife magro (*60 gramas*)
> cebola picada (*1 fatia*)
> tomate em fatias (*1/2*)
> alface (*2 a 3 folhas*)
> mostarda pronta
> café ou chá

Lanche da tarde

iogurte de pouca gordura não-adoçado (*180 gramas*)
com mel (*1 colher de chá*)

Jantar

sopa de ovo* com caldo de galinha *20 centilitros*)
ovo (*1/2*
teriyaki de salmão (*pedaço de* (*120 gramas*)
daikon (rabanete) ralado (*60 gramas*)
quiabos inteiros cozidos em fogo brando* (*60 gramas*)
arroz cozido simples (*120 gramas cozido*)
pêra fresca (*1*)
chá

DIA 9

Desjejum

suco de vegetal (*20 centilitros*)
pão de trigo integral (*1 fatia*) com manteiga ou margarina (*8 gramas*)
ovo pochê (*1*)
café ou chá

Lanche da manhã

leite de pouca gordura (*20 centilitros*)

Almoço

sopa clara* (*20 centilitros*) com espinafre ou margarida-de-coroa cozidos (*60 gramas*)
fígados de frango grelhados* (*1 espeto*)
alho-porro grelhado (*3 pedaços de 2,5 centímetros*) com cogumelos (*2 pedaços*)
num espeto (temperado com sal e suco de limão)
arroz cozido simples (*120 gramas cozido*)
chá

Lanche da tarde

laranja (*1*)

Jantar

sopa de frango e talharim (*20 centilitros*) com talharim fino (*1 colher de sopa*)
repolho (*2 folhas*)
carne moída magra (*90 gramas*)
cebola picada (*15 gramas*)
salsa picada (*1 colher de chá*)
óleo ou manteiga (*1 colher de chá*)

salada de agrião (*60 gramas*) com óleo (*1 colher de chá*), suco de limão ou vinagre
pêra em lata com a própria calda (*100 gramas*)
café ou chá

DIA 10

Desjejum

toronja (*1/2*)
pão de trigo integral (*1 fatia*) com manteiga ou margarina (*8 gramas*)
ovo cozido (*1*)
café ou chá

Lanche da manhã

leite de pouca gordura (*20 centilitros*)

Almoço

salada com atum em lata acondicionado em água (*60 gramas*) e batata cozida, em fatias (*60 gramas*)
fatias de tomate (*1/2*)
alface (*2 a 3 folhas*)
óleo (*1 colher de chá*)
suco de limão (*1/2 colher de chá*)
pão de centeio (*1 fatia*)
café ou chá

Lanche da tarde

iogurte de pouca gordura não-adoçado (*180 gramas*) com mel (*1 colher de chá*)

Jantar

pepino (*60 gramas*) recheado com caranguejo* (*10 gramas*)
*shabu-shabu** com carne (fatias magras) (*100 gramas*)
abóbora *zucchini* (*60 gramas*)
cebolinha-verde (*30 gramas*)
brotos de bambu (*60 gramas*)
cenoura (*30 gramas*)
tofu (*30 gramas*)
cogumelos (*2 pedaços*)
talharim japonês seco (*30 gramas*)
caldo de galinha (*1 xícara*)
molho de mergulhar *ponzu** (*3 colheres de sopa*)
salada de frutas com:
laranja (*1/4*)
maçã (*1/4*)
banana (*1/3*)
cerejas (*7*)
licor doce (*1 colher de sopa*)
chá

DIA 11

Desjejum

    suco de legumes (*20 centilitros*)
    farelo de trigo (*30 gramas*) com leite de pouca gordura (*20 centilitros*) e mel (*1 colher de chá*)
    café ou chá

Lanche da manhã

    pêra (*tamanho médio*)

Almoço

    salada com:
    sardinha enlatada em molho de tomate (*3 pedaços*)
    tomate fresco em fatias (*1/2*)
    pepino em fatias (*60 gramas*)
    talos de aipo (*30 gramas*)
    suco de limão ou vinagre
    pão de trigo integral (*1 fatia*)
    café ou chá

Lanche da tarde

    leite de pouca gordura (*20 centilitros*)
    bolachas integrais (*2*)

Jantar

    bolo de espinafre* (*1 porção*)
    mexilhões cozidos no vapor (*240 gramas com as cascas*) com cebola picada (*1/4*)
    tomilho
    salada verde (*60 gramas*) com óleo (*1 colher de chá*)
    suco de limão ou vinagre
    pêssego em calda natural (*90 gramas*)
    café ou chá

DIA 12

Desjejum

    toronja (*1/2*)
    trigo inchado (*30 gramas*) com leite de pouca gordura (*20 centilitros*)
    mel (*1 colher de chá*)

Lanche da manhã

    leite de pouca gordura (*20 centilitros*)

Almoço

tomate recheado (*1 grande*) com presunto cozido cortado (*30 gramas*)
aipo picado (*1/2 talo*)
pepino picado (*30 gramas*)
maionese (*1/2 colher de sopa*)
alface (*2 a 3 folhas*)
pão de centeio (*1 fatia*)
café ou chá

Lanche da tarde

bebida de dieta
ovo cozido (*1*)
tiras de aipo e cenoura (*30 gramas de cada*)

Jantar

consomê de carne (*20 centilitros*) com salsa picada (*1 colher de chá*)
peixe cozido em papel laminado* com salmão (*posta de 100 gramas*)
cogumelos frescos (*2 pedaços*)
cebola (*2 fatias*)
cenoura (*3 a 4 fatias*)
fatia de limão (*1*)
batatas cozidas com salsa (*90 gramas*)
salada verde (*60 gramas*) com óleo, suco de limão ou vinagre (*1 colher de chá*)
uvas (*100 gramas*)
café ou chá

DIA 13

Desjejum

toronja (*1/2*)
trigo inchado (*30 gramas*) com leite de pouca gordura (*20 centilitros*) e mel (*1 colher de chá*)
café ou chá

Lanche da manhã

maçã (*1/2*)

Almoço

sopa clara* (*20 centilitros*) com *tofu* picado (*30 gramas*)
cebolinha-verde picada (*1 colher de chá*)
*sashimi** com perca-do-mar (*90 gramas*)
daikon picado (*30 gramas*)
pasta de *wasabi* com molho de soja (*1 colher de sopa*)
feijão-verde com gengibre* (*60 gramas*)
arroz cozido simples (*120 gramas cozido*)
chá

Lanche da tarde

leite de pouca gordura (*20 centilitros*)

Jantar

galantina de tomate com suco de tomate, temperado (*1/2 xícara*)
azeitonas verdes cortadas (*1 colher de chá*)
aipo picado (*1 colher de sopa*)
pepino picado (*1 colher de sopa*) servido com maionese (*1 colher de chá*)
bife grelhado (*100 gramas*)
purê de batata (*90 gramas*) com leite de pouca gordura (*1 colher de sopa*)
e manteiga ou margarina (*1 colher de chá*)
brócolis cozidos (sem manteiga) (*90 gramas*) com suco de limão
pêra escaldada em vinho branco* (*1/2 pêra*)
café ou chá

DIA 14 (Nota: este é um domingo especial)

Desjejum reforçado

toronja (*1/2*)
ovo mexido (*1*)
com manteiga ou margarina (*8 gramas*)
bacon (bem escorrido) (*2 tiras*)
pão de trigo integral (*1 fatia*)
leite de pouca gordura (*20 centilitros*)
café ou chá

Lanche ao meio-dia

leite de pouca gordura (*20 centilitros*)
bolachas de trigo integral (*5*)
pêssego fresco *tamanho médio*

Jantar

sopa clara com frango* (*20 centilitros* com *1/8 de peito de frango*)
brócolis cozidos (*90 gramas*) com *kimizu* (molho de gema de ovo) (*1 colher de sopa*)
shioyaki de truta* (*1 pequena*) com rabanete ralado (*60 gramas*)
uma fatia de limão
tofu cozido* (*90 gramas*)
cebola (*1/4, pequena*)
cogumelo chinês (*1 pedaço*)
cenoura (*1/4, pequena*)
cebolinha-verde (*1/2 talo*)
arroz cozido simples (*120 gramas cozido*)
salada de frutas em lata (acondicionada em água) (*90 gramas*)
chá

DIA 15

Desjejum

suco de laranja (*10 centilitros*)
pão de trigo integral (*1 fatia*) com manteiga ou margarina (*8 gramas*)
ovo cozido (*1*)
café ou chá

Lanche da manhã

leite de pouca gordura (*20 centilitros*)

Almoço

salada com:
salmão em lata na água (*60 gramas*)
tomate em fatias (*1/2*)
milho verde em lata (*60 gramas*)
alface (*2 a 3 folhas*)
suco de limão ou vinagre
pão de centeio (*1 fatia*)
café ou chá

Lanche da tarde

iogurte de pouca gordura não-adoçado (*180 gramas*) com mel (*1 colher de chá*)

Jantar

antepasto de *tofu** (*porção de 30 gramas*)
*yakitori** (frango grelhado) (*90 gramas*) com cebolinha-verde (*30 gramas*)
caldo de galinha (*20 centilitros*) com cebolinha-verde picada (*1 colher de chá*)
espinafre com molho de limão* (*60 gramas*)
uvas (*100 gramas*)
chá

Glossário

Cada palavra ou expressão neste glossário da cozinha japonesa já foi explicada quando mencionada pela primeira vez no texto, mas em alguns casos o termo é usado com freqüência em trechos subseqüentes, sem qualquer explicação a acompanhá-lo.

A fim de ajudar a memória do leitor, relacionamos aqui os principais termos da cozinha japonesa com uma breve explicação.

abura-age — pedaços de *tofu* fritos
aemono — um dos tipos básicos de salada; a palavra significa "coisas misturadas"; esse tipo de salada é geralmente servido com um molho grosso
agemono — maneira de cozinhar envolvendo a fritura em óleo vegetal
aka — significa "vermelho" (ver *akami*, *aka-miso*)
akagai — o marisco também chamado pepitona
akami — termo japonês para filé de carne vermelha, de atum ou carne de boi
aka-miso — tipo vermelho de *miso*
ama-ebi — tipo de camarão cru
an — geléia de *azuki* ou pasta doce de *azuki*
anago — o congro, um peixe de mar
aoyagi — mexilhão vermelho, parecido com a amêijoa
atsu-age — pedaços de *tofu* fritos
awabi — haliote

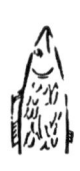

azuki — pequena leguminosa vermelha
bancha — tipo de chá japonês
buri — savelha ou atum plenamente desenvolvido, com mais de 90 centímetros de comprimento
cha — chá
chawanmushi — um prato de ovo cozido no vapor parecendo um creme
chazuke — palavra significando "embebido em chá"; uma maneira de embeber arroz com chá antes de comer
chikuwa — bolo de peixes
chirashi (chirashi-zushi) — espécie de *sushi* com frutos do mar e vegetais picados, misturados com vinagre e arroz
chu — médio (ver *chu-toro*)
chu-miso — *miso* do tipo dourado
chu-toro — a carne rosada entre a barriga e a carne vermelha do atum
daikon — rabanete branco japonês, muito comprido e vendido em pedaços
daizu — soja seca; deve ser embebida em água antes de cozinhar
dashi — sopa básica e caldo de cozinhar, feito freqüentemente com escamas de bonito e algas
date maki — omelete contendo peixe moído, muitas vezes servida como uma iguaria de *sushi*
donburi — tigela de cerâmica para servir e comer, grande e funda; quase sempre vem com uma tampa justa, a fim de manter quentes os líquidos no interior
donburimono — tipo de prato servido em tigelas *donburi*; geralmente arroz, com um prato secundário colocado por cima do arroz
ebi — camarão
edamame — soja verde nova
endo — ervilha verde
enokitake — cogumelo branco fino
fuki — tussilagem

furikake — tempero comercial, feito com bonito seco, algas marinhas, sementes de gergelim, açúcar, sal e glutamato de monossódio

ganmo (ganmodoki) — bolinho frito de *tofu*

gari — picles de gengibre em vinagre, comido com *sushi*

genmaicha — um tipo de chá japonês, com grãos de arroz torrados

ginnan — nozes de gingo

gobo — raiz de bardana

gohan — porção de arroz cozido e pronto para comer ou uma refeição japonesa

gohanmono — tipo de prato com uma base de arroz

goma — sementes de gergelim; usam-se as sementes brancas na maioria das receitas e para comer, e as sementes pretas para enfeite

gyokuro — tipo de chá japonês

hakusai — repolho chinês, uma variedade comprida, com até 40 centímetros

hamachi — savelha de um ano, com 75 a 90 centímetros

hamaguri — o marisco da Praia de Pismo

hasu — a raiz de lótus

hijiki — vegetação marinha secada, parecida com o alcaçuz

hiya-yakko — tipo de prato de *tofu* frio

hojicha — tipo de chá japonês tostado

ichiban dashi — tipo de caldo usado principalmente para cozinhar sopa clara

ika — lula

ikura — ova de salmão salgada

inada — filhote de savelha

inari-zushi — espécie de *sushi*, com arroz avinagrado posto dentro de uma bolsa de *tofu* frito

kabayaki — um tipo de prato, enguia grelhada com molho grosso

kabocha — tipo de abóbora

kaibashira — vieira grande; também chamada *tairagai*

kaki — ostra

kama — panela especial para cozinhar arroz

kamaboko — bolos feitos com massa de peixe

kamado — lareira de cozinhar japonesa tradicional

kamasu — barracuda

kani — o caranguejo, o termo geralmente usado para designar carne de caranguejo

kappa maki — um prato de *sushi* com pepino

kara-age — tipo de fritura em que os ingredientes são cobertos por uma camada fina de maisena, antes de fritos em óleo vegetal

kasuzuke — tipo de picles preparado com borra de saquê

katsuo — o bonito

katsuobushi — escamas de bonito, usadas no *dashi* e outras receitas

kikurage — tipo de cogumelo, orelha-de-árvore ou orelha-de-elefante

kimizu — tipo de molho de ovo

kinugoshi-tofu — *tofu* suave

kishimen — talharim chato e largo

kobashira — vieira pequena

koi — a carpa

koji — mistura de arroz, cevada ou soja, usada para se fazer molho de soja, *miso* etc.

kojizuke — tipo de picles preparado em *koji*

kombu — alga cultivada ou vegetação marinha seca; também se escreve *konbu*

kome — arroz, como um grão ou uma colheita; ver *gohan*

konro — grelha similar à que se usa no Ocidente para churrasco

koya-dofu — *tofu* seco congelado

kuikiri — um dos estilos de servir uma refeição japonesa formal

kuromame — o feijão-preto

kyuri — pepino

maguro — o nome para a família do atum

masu — truta

matcha — um tipo de chá verde japonês, em pó

menrui — nome genérico para todos os tipos de talharim

meshimono — a mesma coisa que *gohanmono*

mirin — um vinho doce extraído do arroz, aparentado com o saquê; usado para cozinhar

mirugai — um tipo de mexilhão

miso — pasta de soja fermentada

misoshiru — sopa de pasta de soja, um tipo relativamente grosso

misozuke — um tipo de picles, preparado em *miso*

mizutaki — um prato feito em uma única panela, geralmente de frango cozido

mochi — tipo de bolo de arroz comido principalmente na época de Ano-Novo

momen-tofu — *tofu* comum

moyashi — broto de vagem

mushimono — alimentos cozinhados no vapor, inclusive vegetais, carnes, ovos, peixes e crustáceos

nabe — a palavra para a panela ou caçarola em que se cozinha

nabemono — refeição em que a panela de cozinhar fica na mesa em que se come

nama-age — o mesmo que *atsu-age*

namasu — tipo de salada

nasubi — berinjela

natto — tipo de condimento feito com soja fermentada

negi — tipo comprido de cebola

niban dashi — espécie de caldo usado principalmente para cozinhar vegetais e para *misoshiru*

nigiri (nigiri-zushi) — um "sanduíche" de *sushi*, de arroz avinagrado e peixe

nimono — técnica de cozinhar; refere-se a cozinhar num líquido temperado

ninjin — cenoura

nitsuke — termo para peixe cozido em caldo

nori — espécie de alga marinha

norimaki-zushi — *sushi* com alga marinha *nori* seca

nuka — farelo de arroz; é usado em picles para acentuar o sabor dos vegetais

nukamiso-zuke — tipo de picles japonês, preparado em farelo de arroz

odori — a palavra significa "dança"; refere-se a comer camarão vivo numa refeição de *sushi*

o-kara — borra que sobra depois de se obter o leite de soja para fazer *tofu*

o-kazu — termo geral para um prato secundário

ponzu — originalmente, o suco de uma fruta cítrica; agora, uma espécie de molho

rakkyo — tipo de cebolinha, conservado em vinagre

renkon — a raiz do lótus; também chamada *hasu*; muito popular para se fritar e cozinhar

sake — salmão

sake (saquê) — vinho de arroz, a mais popular bebida alcoólica do Japão; também chamada *nihon shu*

sakekasu — borra deixada depois da produção de saquê

sasa maki zushi — *sushi* preparado em folhas de bambu

sashimi — peixe cru, cortado em fatias finas, como um antepasto ou um prato

sato imo — espécie de batata; também chamada "batata taro"

satsuma imo — batata-doce

saya-endo — espécie de ervilha

senbei — termo geral para os bolinhos japoneses

sencha — tipo de chá japonês

shabu-shabu — espécie de prato feito numa só panela, em que os comensais cozinham a sua própria comida, ao gosto de cada um

shichimi-togarashi — tempero de sete sabores, freqüentemente servido com pratos de talharim

shiitake — espécie de cogumelo

shioyaki — a palavra para "grelhar com sal"

shiro — a palavra para "branco" (ver *shiro maguro*)

shiro maguro — a palavra para "albacora"

shiro-miso — *miso* branco doce

shirumono — termo geral para o prato de sopa

shoga — gengibre fresco, também conhecido como raiz de gengibre; um dos condimentos mais usados no Japão

shojin ryori — a cozinha dos budistas; refere-se geralmente a uma cozinha vegetariana

shoyu — molho de soja

shungiku — o crisântemo de grinalda, também chamado "verde de *shop-suey*" e "margarida-de-coroa"

soba — o talharim de trigo-sarraceno

somen — tipo de talharim fino, feito com farinha de trigo

su — vinagre feito de arroz

sudako — polvo cozido, servido com molho de soja avinagrado

suimono — uma sopa clara

sukiyaki — tipo de prato feito numa só panela, carne e vegetais cozinhados em fogo brando na mesa

sumashi (sumashi jiru) — o mesmo que *suimono*

sunomono — termo usado para uma salada avinagrada

sushi — antepasto ou prato de arroz avinagrado e alimentos diversos

tai — pargo (um peixe)

tairagai — vieira grande; também chamada *kaibashira*

takenoko — brotos de bambu

tako — polvo

tamago yaki — omelete, muitas vezes doce

tamari — tipo de tempero japonês, feito de *miso*

tara — bacalhau

tare — tipo de molho, usado geralmente para peixe ou carne grelhada

tataki — tipo de preparo de peixe cru, especialmente bonito e cavala-branca

tekka-maki — prato de *sushi* fino enrolado, com atum

temaki-zushi — *sushi* enrolado no formato de um cone

tempura — prato popular de camarão frito imerso; mas a palavra designa também outros ingredientes fritos da mesma forma

tengusa — alga marinha vermelha

teppanyaki — carne e frango grelhado numa chapa de metal

teriyaki — prato de alimentos marinados grelhados

tofu — coalhada de soja; rica em proteína, rica em minerais e vitaminas, baixa em gorduras saturadas e calorias

torigai — amêijoa

toro — a barriga do atum, usada em *sushi* e *sashimi*

tsuke-dashi — tipo de molho leve, geralmente servido com talharim

sukemono — "coisas embebidas", referindo-se a vegetais em picles em qualquer tipo de agente

udo — vegetal japonês parecido com o funcho, geralmente comido cru, mas às vezes usado como ornamento

udon — tipo de talharim, feito com farinha de trigo

umani — tipo de prato cozinhado em caldo doce

umeboshi — ameixa em picles

unadon — espécie de *donburimono*, com enguia grelhada (*kabayaki*)

unagi — enguia de água doce

uni — ouriço-do-mar

wakame — tipo de vegetação marinha

wakashi — filhote de savelha

wakegi — cebolinha

warasa — filhote de savelha (ver *wakashi* e *inada*)

wasabi — tipo de rábano picante verde; o *wasabi* em pó é um condimento do tipo da mostarda no Japão

yaki-dofu — *tofu* grelhado

yakimono — palavra usada para indicar alimentos grelhados

yakitori — palavra que se refere principalmente a frango enfiado em espetos e grelhado sobre um braseiro

yama imo — inhame-da-montanha

yokan — doce gelatinoso feito de favas

yosenabe — "reunião de tudo" num ensopado, incluindo vegetais, peixe, *tofu* e *dashi*, tudo cozinhado numa única panela, na mesa

zoni — tipo de prato servido na época do Ano-Novo

Este livro foi composto na tipologia Minion,
em corpo 11/16, e impresso em papel Off-set
90g/m² no Sistema Cameron da Divisão
Gráfica da Distribuidora Record.